Philemon Msangi

Exposição à poeira e doenças respiratórias entre os mineiros de ouro de pequena escala

Philemon Msangi

Exposição à poeira e doenças respiratórias entre os mineiros de ouro de pequena escala

ScienciaScripts

Imprint

Any brand names and product names mentioned in this book are subject to trademark, brand or patent protection and are trademarks or registered trademarks of their respective holders. The use of brand names, product names, common names, trade names, product descriptions etc. even without a particular marking in this work is in no way to be construed to mean that such names may be regarded as unrestricted in respect of trademark and brand protection legislation and could thus be used by anyone.

Cover image: www.ingimage.com

This book is a translation from the original published under ISBN 978-620-2-09427-6.

Publisher:
Sciencia Scripts
is a trademark of
Dodo Books Indian Ocean Ltd. and OmniScriptum S.R.L publishing group

120 High Road, East Finchley, London, N2 9ED, United Kingdom
Str. Armeneasca 28/1, office 1, Chisinau MD-2012, Republic of Moldova, Europe
Printed at: see last page
ISBN: 978-620-7-96922-7

ÍNDICE DE CONTEÚDOS

RECONHECIMENTO 2

DEDICAÇÃO 3

RESUMO 4

LISTA DE ABREVIATURAS 5

DEFINIÇÃO DE TERMOS 6

CAPÍTULO 1 7

CAPÍTULO 2 13

CAPÍTULO 3 17

CAPÍTULO 4 25

CAPÍTULO 5 36

CAPÍTULO 6 41

REFERÊNCIAS 42

APÊNDICES 46

RECONHECIMENTO

Gostaria de expressar os meus sinceros agradecimentos aos Centros de Controlo e Prevenção de Doenças CDC- USAID Tanzânia pelo apoio financeiro à formação do programa e ao trabalho de dissertação.

Gostaria também de estender os meus mais profundos agradecimentos ao NORHED por ter patrocinado a minha investigação com o objetivo de a aperfeiçoar e publicar.

Um agradecimento especial deve ser dirigido ao Dr. Simon Mamuya, meu orientador, pelos valiosos conselhos e orientações em todo o processo de conceção, elaboração de relatórios e pelo tempo dedicado que disponibilizou para analisar a dissertação várias vezes.

David Urassa e a todo o pessoal da Escola de Saúde Pública e Ciências Sociais, pessoal académico, administrativo e de apoio, pois a sua ajuda foi significativa para a realização deste trabalho.

Os agradecimentos também devem ser dirigidos ao gabinete executivo do distrito de Matongo, na região de Mara, pela sua cooperação durante o processo de recolha de dados.

Gostaria também de agradecer aos meus assistentes de investigação, Sr. Ryoba Marwa, Sra. B. Ryoba, Sr. C. Chacha, e ao meu analista, Sr. Hemed Msangi, pela sua dedicação incansável durante a recolha de dados, a introdução de dados, a análise de dados e a preparação do relatório.

Por último, mas não menos importante, gostaria de estender os meus sinceros agradecimentos aos meus colegas de turma pelo seu apoio durante todo o período do meu estudo.

Por último, expresso os meus sinceros agradecimentos à minha adorável família e à minha namorada Vicky Luguga pela sua paciência e tolerância durante todo o período dos meus estudos de mestrado em EOH no MUHAS.

DEDICAÇÃO

Dedico esta dissertação ao meu pai, Sr. Paul Msangi, e à minha mãe, Sra. Viola Msangi.

RESUMO

Antecedentes: O ouro é a principal pedra preciosa extraída em Nyamongo, na região de Mara, na parte norte da Tanzânia. Os trabalhadores das minas de pequena escala nestas minas estão expostos a diferentes níveis de poeiras respiráveis, o que leva a um risco acrescido de desenvolver sintomas respiratórios. Poucos estudos foram efectuados para determinar o nível de exposição a poeiras respiráveis e avaliaram os sintomas respiratórios relacionados entre os trabalhadores de minas de pequena escala na Tanzânia.

Objetivo: O principal objetivo deste estudo foi determinar os níveis de poeira respirável e avaliar as perturbações respiratórias entre os mineiros de ouro de pequena escala na Tanzânia.

Material e métodos: Foi efectuada uma amostragem pessoal de poeiras respiráveis em 40 trabalhadores de diferentes categorias profissionais numa mina de pequena dimensão. Para a recolha de amostras de poeiras, foi utilizada uma bomba Casela de ponta lateral ligada a um ciclone de plástico condutor. A análise gravimétrica da amostra foi utilizada para quantificar as concentrações de poeiras. Foram entrevistados 132 trabalhadores, utilizando perguntas adoptadas do questionário de sintomas respiratórios do British Medical Research Council. Foram solicitados os sintomas respiratórios, as caraterísticas individuais e o historial profissional. Os factores associados aos sintomas respiratórios também foram incluídos no questionário.

Resultados: A concentração média geométrica (mg/m3) de poeiras respiráveis foi considerada elevada, (5,49±0,05) mg/m3, entre os operadores de trituradores. Cerca de 94% dos inquiridos referiram sentir pelo menos um sintoma de saúde respiratória, com pieira 91,7%, aperto no peito 88,6%, tosse 87,1%, falta de ar 85,6% e catarro 78%. Verificou-se que factores como a idade (p-valor = 0,018), a duração do emprego (p-valor = 0,002), o consumo de cigarros (p-valor = 0,009) e a história de asma (p-valor = 0,007) estavam significativamente associados à ocorrência de sintomas de saúde respiratória entre os trabalhadores das minas.

Conclusão: Os resultados deste estudo mostram níveis elevados de poeiras respiráveis pessoais entre os operadores de trituradores. Também mostram uma elevada prevalência de sintomas respiratórios entre os mineiros de ouro de pequena escala. Alguns factores (idade, duração do emprego, consumo de cigarros e história de asma) mostraram uma associação significativa na causa dos sintomas respiratórios entre os mineiros. Recomenda-se a realização de um estudo de acompanhamento para determinar a verdadeira relação de causa-efeito, uma vez que este estudo transversal não foi capaz de a estabelecer.

LISTA DE ABREVIATURAS

ILO	International Labor Organization
IUPAC	International Union of Pure and Applied Chemistry
OEL	Occupational Exposure Limit
PPE	Personal Protective Equipment
SEGs	Similar Exposure Groups
SKC	Sidekick Casella
SPSS	Statistical Package for Social Sciences
SOB	Shortness of Breath
STAMICO	State Mining Corporation
FEV1	Forced Expiratory Volume in 1 second
OGs	Occupational Groups
OSHA	Occupational Safety and Health Authority
PTB	Pulmonary Tuberculosis
COPD	Chronic Obstructive Pulmonary Disease
ACGIH	American Conference of Governmental Industrial Hygienists
NIOSH	National Institute for Occupational Health and Safety

DEFINIÇÃO DE TERMOS

Falta de ar: É uma sensação desagradável de respiração incómoda, rápida ou difícil.

Bronquite: É uma inflamação das membranas mucosas dos brônquios.

Enfisema: O enfisema é uma doença progressiva e de longa duração dos pulmões que causa principalmente falta de ar devido à sobre-inflação dos alvéolos (sacos de ar no pulmão).

Nível de exposição: Concentração de uma substância perigosa à qual um organismo está exposto durante um determinado período.

Extração mineira: A extração (remoção) de minerais valiosos ou outros materiais geológicos da terra

Exposição profissional: A exposição a agentes químicos, físicos ou biológicos potencialmente nocivos que ocorre em resultado da atividade profissional.

Grupo de exposição semelhante: Representa um grupo de mineiros que efectuam um trabalho semelhante em condições de trabalho semelhantes, independentemente do título do trabalho

Poeira respirável: Partículas de poeira de tamanho igual ou inferior a 5 microns capazes de penetrar profundamente nos alvéolos e que não são ejectadas pela expiração, tosse ou expulsão pelo muco

Doenças respiratórias: Doenças que afectam o sistema respiratório

Fleuma: Líquido segregado pelas membranas mucosas dos mamíferos durante a doença e a inflamação e que normalmente contém muco com bactérias, detritos e células epiteliais desprendidas.

Mina de pequena dimensão: Uma operação mineira de unidade única com uma produção anual de material não processado igual ou inferior a 50 000 toneladas

Poeira de sílica; um tipo de poeira de sílica (quartzo cristalino) que provoca problemas respiratórios nos trabalhadores das indústrias extractivas, do corte de pedra, das pedreiras (especialmente de granito), das explosões, das indústrias de construção de estradas e edifícios que fabricam abrasivos e da agricultura.

Sibilância: É um som contínuo, áspero e sibilante produzido nas vias respiratórias durante a respiração.

CAPÍTULO 1

1.0 INTRODUÇÃO

1.1. Antecedentes

Em muitas partes do mundo, as actividades mineiras em pequena escala são pelo menos tão importantes como as actividades mineiras em grande escala, nomeadamente em termos do número de pessoas empregadas. A extração mineira em pequena escala pode desempenhar um papel crucial na redução da pobreza e no desenvolvimento rural; a maioria das pessoas envolvidas é pobre e a extração mineira representa a oportunidade de rendimento mais promissora, se não a única. No entanto, o sector é talvez mais conhecido pelos seus elevados custos ambientais e pelo seu fraco historial em matéria de saúde e segurança. Muitos continuam a ver este sector como sujo, não rentável e fundamentalmente insustentável. De acordo com um inquérito recente realizado pela Organização Internacional do Trabalho (OIT) e pelo Projeto de Exploração Mineira, Minerais e Desenvolvimento Sustentável (MMSD), atualmente cerca de 13 milhões de pessoas trabalham diretamente em pequenas minas em todo o mundo, a maioria das quais em países em desenvolvimento (1).

É difícil estimar a dimensão da mineração em pequena escala devido à falta de uma definição comum, à utilização de trabalhadores sazonais e ocasionais e à falta de estatísticas oficiais. A investigação mais recente da OIT realizada à escala mundial estima em 13 milhões o número de pessoas que trabalham diretamente na indústria mineira de pequena escala, sendo os meios de subsistência de mais 80-100 milhões de pessoas afectados indiretamente (2). Uma estimativa mais recente refere que estes números aumentaram provavelmente em resposta ao aumento dos preços do ouro e dos produtos de base, e que existem atualmente pelo menos 25 milhões de mineiros artesanais, com 150-170 milhões de pessoas indiretamente dependentes das pequenas minas artesanais (3)

A Tanzânia é o quarto maior produtor de ouro em África, depois da África do Sul, do Gana e do Mali. A produção de ouro situa-se atualmente em cerca de 40 toneladas por ano, a de cobre em 2980 toneladas, a de prata em 10 toneladas e a de diamantes em 112670 quilates (4). As estimativas do número de mineiros artesanais e de pequena escala na Tanzânia variam entre 500 000 e 1,5 milhões (5). O governo estimou que a mineração em pequena escala gera pelo menos três empregos para cada indivíduo diretamente envolvido (6).

Resumidamente, a mineração em pequena escala envolve processos secos e húmidos, como se pode ver na Figura 1. O processo a seco envolve a extração subterrânea de minérios de ouro; seguido de trituração manual e moagem utilizando moinhos de bolas fabricados localmente para produzir pó contendo ouro (7). O processo por via húmida envolve a mistura do pó obtido na moagem com água para formar uma pasta. Esta última é misturada com mercúrio, utilizando as mãos nuas, para formar um extrato de amálgama mercúrio-ouro. A amálgama mercúrio-ouro é então aquecida, libertando mercúrio vaporizado no ar para obter ouro semi-refinado.

A mineração em pequena escala na maioria dos países em desenvolvimento é caracterizada por prospeção e extração rudimentares, alto nível de utilização de mercúrio, pouco controlo governamental, baixo capital, trabalho intensivo, pouca ou nenhuma utilização de equipamento de proteção pessoal, etc. A maioria dos trabalhadores nestas minas está exposta a diferentes concentrações de poeiras respiráveis com base nas diferentes secções de trabalho em que trabalham (8). Trabalhar em diferentes secções de trabalho pode predispor um trabalhador a diferentes níveis de poeira, o que resulta numa diferença na gravidade dos sintomas (9).

A Tanzânia tem minas de ouro de grande e pequena escala, sendo que a extração em grande escala pode ser bem organizada e utiliza tecnologia apropriada que minimiza a exposição ao pó. Uma vez que a extração mineira em pequena escala, por outro lado, é menos organizada e utiliza tecnologia disponível localmente, pode predispor os mineiros a riscos de segurança e doenças respiratórias relacionadas com o trabalho (10).

Na maioria das minas de pequena escala da Tanzânia não é utilizada qualquer outra maquinaria, exceto velhos compressores, perfuradoras pneumáticas, sopradores de ar, geradores, martelos pneumáticos, mangueiras e explosivos. Após a perfuração e a explosão, as rochas são retiradas com as mãos e carregadas em sacos que são transportados para a superfície através de baldes puxados por simples roldanas. Os mineiros não utilizam qualquer tipo de equipamento de proteção individual. O problema surge quando a qualidade do ar é degradada pela profundidade das minas, pela falta de métodos de amortecimento das poeiras e pela falta de ventilação. Em quase todas as zonas mineiras, a perfuração subterrânea, o carregamento de minério, a trituração e a moagem à superfície são processos secos que geram muitas poeiras e em que a água raramente é utilizada para a sua supressão (10). Assim, a exposição prolongada a poeiras respiráveis pode ter consequências muito perigosas para a saúde.

Apesar do facto de as minas de pequena escala serem dominadas por homens, as mulheres e as crianças também se encontram nas minas (11). Estes grupos são afectados por doenças fatais que se estendem para além da força de trabalho, atingindo as comunidades dentro e fora das zonas mineiras, tanto nas gerações actuais como nas futuras (11).

A maior parte das publicações e conhecimentos anteriores sobre os garimpeiros de ouro de pequena escala provêm da África do Sul (11). Há razões para crer que as condições de trabalho e a exposição podem ser diferentes na Tanzânia em comparação com as registadas na África do Sul. Além disso, muitas das publicações da África do Sul incluíram provavelmente mais mineiros brancos do que negros, o que dificulta a generalização dos resultados do estudo no contexto tanzaniano (12).

Poucos estudos mostraram os níveis de exposição dos mineiros de pequena escala na Tanzânia (10), (13), (8). Mas não existem estudos sobre a prevalência de sintomas respiratórios entre estes mineiros de pequena escala.

Apesar dos esforços envidados pelas autoridades reguladoras, como a State Mining Corporation (STAMICO), a Occupational Safety and Health Authority (OSHA) e o Ministério da Energia e dos Minerais da Tanzânia, a magnitude das doenças respiratórias relacionadas com o trabalho entre os mineiros de ouro da Tanzânia continua desconhecida, apesar do rápido crescimento desta indústria (10).

Com este pano de fundo, e reforçado pelo facto de poucos estudos sobre os níveis de exposição a poeiras respiráveis terem sido publicados na Tanzânia e de não haver nenhum estudo sobre a prevalência de sintomas de saúde respiratória entre os mineiros de ouro de pequena escala, surgiu a necessidade de realizar este estudo.

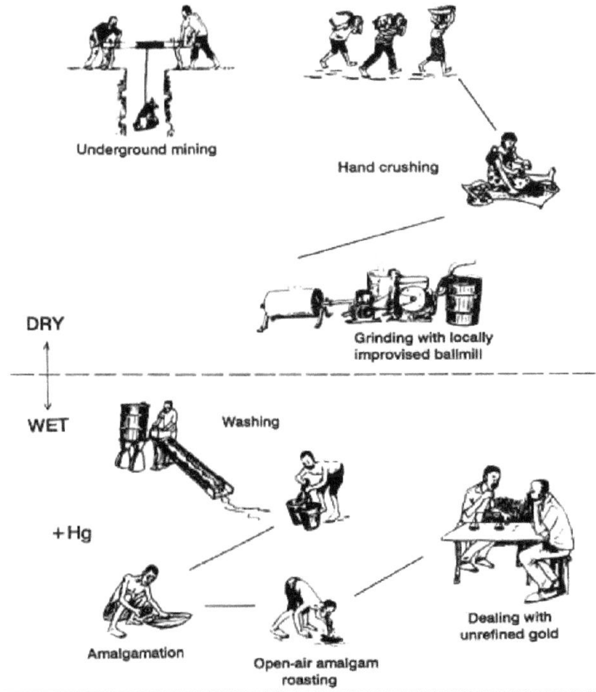

Figura 1: Um diagrama simplificado da exploração mineira e da transformação em pequena escala na Tanzânia

1.2. Declaração do problema.

Os trabalhadores das minas de pequena dimensão enfrentam enormes problemas de segurança e de saúde, como a exposição ao pó, ao mercúrio e a outros produtos químicos, bem como uma ventilação deficiente, um espaço inadequado e o excesso de esforço. Os riscos de morte ou de ferimentos fatais causados por explosões, queda de pedras ou equipamento deficiente são também muito elevados (14).

O NIOSH, em 2008, estimou que as mortes por doenças respiratórias e cancros relacionados com o trabalho representam cerca de 70% de todas as mortes por doenças profissionais a nível mundial e que 5-15% dos novos casos de asma em adultos activos são causados por exposição profissional (15).

A exposição a partículas de poeiras respiráveis acima do limite de exposição permitido é prejudicial e pode causar sintomas graves que mais tarde se transformam em cancros do pulmão ou no desenvolvimento de silicose crónica (10). Nos países em desenvolvimento, a maior parte das questões de saúde no trabalho não são prioritárias em comparação com as questões de segurança, provavelmente devido ao facto de os problemas de saúde no trabalho levarem tempo a manifestar os seus sintomas, ao passo que as questões de segurança ocorrem instantaneamente.

Os problemas relacionados com a saúde estão brevemente documentados em mineiros de ouro da Austrália, América do Norte, América do Sul e África (16). A prevalência de sintomas respiratórios noutros estudos, como a falta de ar de grau ≥ 2, foi de 31,3% (16). Outro estudo (9) mostrou uma prevalência de produção de expetoração (catarro) de 62%, pieira de 23% e tosse de 77%.

Poucos estudos na Tanzânia mostram níveis elevados de exposição a poeiras entre os trabalhadores de minas de pequena dimensão (13), (10), (8). Embora não existam estudos na Tanzânia que mostrem a prevalência de sintomas respiratórios entre os trabalhadores de minas de pequena dimensão.

Havia pouca informação disponível sobre os riscos quantitativos de doenças respiratórias provocadas por poeiras respiráveis transportadas pelo ar nas minas de ouro em pequena escala na Tanzânia. Por conseguinte, o objetivo deste estudo foi determinar os níveis de exposição à poeira respirável e os sintomas respiratórios entre os trabalhadores da mina de ouro em pequena escala.

1.3 Quadro concetual

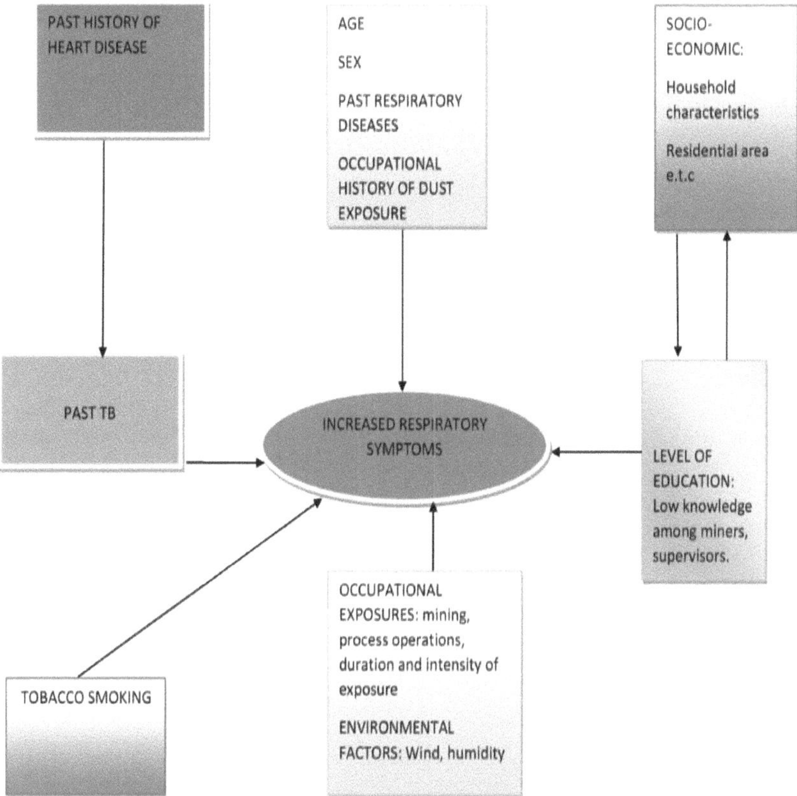

Figura 2: Diagrama de análise do problema que mostra que as perturbações da saúde respiratória ocorrem devido a factores individuais e ambientais que podem ser diretos ou indirectos.

A Figura 2 mostra que os sintomas de saúde respiratória ocorrem devido a factores individuais e do ambiente de trabalho que podem ser diretos ou indirectos. Os factores diretos podem ser devidos a uma elevada exposição a poeiras, à duração da exposição e a exposições profissionais, como as operações de processamento. Os factores indirectos podem contribuir para o desenvolvimento de sintomas de saúde respiratória ocupacional através do tabagismo, da idade, da exposição anterior a poeiras, de doenças respiratórias anteriores e do estatuto socioeconómico.

1.4 Questões de investigação

1. Quais são os níveis de exposição a poeiras respiráveis entre os mineiros de ouro de pequena escala?

2. Qual é a prevalência de sintomas respiratórios entre os garimpeiros de ouro de pequena escala?

3. Quais são os factores associados aos sintomas respiratórios nos garimpeiros de ouro de pequena escala?

1.5 Objectivos

1.5.1 Objetivo geral

Avaliar a exposição a poeiras respiráveis e os sintomas de saúde respiratória entre os trabalhadores de uma mina de ouro de pequena escala em Nyamongo, região de Mara, Tanzânia

1.5.2 Objectivos específicos

1. Determinar os níveis de exposição a poeiras respiráveis entre os mineiros de ouro de pequena escala

2. Determinar a prevalência de sintomas respiratórios entre os garimpeiros de ouro de pequena escala.

3. Determinar factores como a história de tabagismo, doenças anteriores, duração da exposição e história ocupacional anterior associados a sintomas respiratórios entre os mineiros de ouro de pequena escala

1.6 Importância do estudo

Este estudo explorou os sintomas respiratórios e os níveis de exposição pessoal a poeiras respiráveis entre os trabalhadores de minas de ouro de pequena escala em Nyamongo, distrito de Tarime, região de Mara - Tanzânia. Foram avaliados os factores que contribuem para os sintomas respiratórios apresentados pelos trabalhadores de minas de ouro de pequena escala.

Espera-se que os resultados deste estudo permitam compreender melhor a magnitude e o padrão do problema das doenças respiratórias dos trabalhadores expostos a poeiras respiráveis na indústria mineira de ouro em pequena escala na Tanzânia.

Foram obtidas informações importantes sobre o tipo de pessoas expostas e afectadas em termos de idade, educação, condições de trabalho, tais como a duração da exposição no trabalho, exposição anterior a trabalhos com poeiras, tabagismo, doenças anteriores e exposição atual a poeiras respiráveis. Estes factores são fundamentais para o planeamento da inspeção e de outras intervenções de saúde e segurança no trabalho. Os resultados deste estudo contribuem para o conhecimento sobre os efeitos da exposição a poeiras respiráveis, especialmente a prevalência de sintomas respiratórios, tendo em conta a situação e o nível de exposição, bem como as condições de trabalho em minas informais de pequena escala na Tanzânia.

CAPÍTULO 2

2.1 Revisão da literatura

2.1 Situação global das doenças respiratórias entre os garimpeiros de ouro de pequena escala

Em muitas partes do mundo, a mineração em pequena escala está a ser alvo de muito pouca atenção. Este facto pode dever-se ao baixo rendimento das pedras preciosas extraídas. As condições ambientais e de saúde são geralmente muito más e, na maioria dos casos, o tratamento no local de trabalho é limitado devido à falta de instalações de saúde e, normalmente, há uma elevada prevalência de doenças respiratórias (17). Estudos realizados na Austrália sobre os mineiros de ouro australianos são vulneráveis à silicose e a outros problemas respiratórios devido às actividades mineiras (16). Está demonstrado que os trabalhadores das minas que estão constantemente expostos a partículas em suspensão no ar são vulneráveis a doenças sistémicas e respiratórias (18).

As informações disponíveis sobre a exposição a riscos para a saúde transmitidos pelo ar sugerem que, dependendo do produto em causa, cerca de 50% dos trabalhadores expostos, que representam cerca de metade da mão de obra, estão sobre-expostos a poluentes transmitidos pelo ar e acabam por adoecer (19).

Hoje em dia, ainda é pouco provável que as doenças profissionais sejam diagnosticadas entre os antigos e actuais trabalhadores das minas servidos por clínicas com recursos limitados em zonas rurais (cenário típico das minas de pequena dimensão). Este facto é importante porque a vigilância das doenças profissionais é a pedra angular da prevenção nos países desenvolvidos. Quando não se diagnostica uma doença profissional, não se dispõe de dados para resolver o problema. Esta situação é comum nos países de rendimento médio inferior

2.2 África Situação das doenças respiratórias entre os garimpeiros de ouro de pequena escala

As poeiras respiráveis que contêm sílica são libertadas sempre que se perfuram ou esmagam rochas, sobretudo durante os processos de extração de ouro. Pensa-se que cerca de um quarto dos mineiros de ouro na África do Sul e no Botswana apresentam sinais de silicose (20).

Uma revisão de estudos africanos apoiou a associação entre a deficiência respiratória e a exposição profissional a poeiras (21) . Estudos realizados em minas de ouro sul-africanas observaram declínios relacionados com a dose no volume expiratório forçado no primeiro segundo FEV1, não relacionados com a pneumoconiose radiológica, mas relacionados com a exposição cumulativa à sílica e com os anos de consumo de tabaco, com uma interação entre a exposição à sílica e o consumo de tabaco. Verifica-se que os mineiros apresentam problemas respiratórios mesmo depois de se reformarem devido à exposição anterior a níveis elevados de poeiras respiráveis (11).

Um estudo realizado no Gana mostrou que a falta de ar entre os trabalhadores das minas era de 31%, estando significativamente relacionada com a exposição cumulativa a poeiras respiráveis, após ajustamento da idade e do tabagismo (22).

2.3 Tanzânia Situação das doenças respiratórias entre os garimpeiros de ouro de pequena escala

Os perigos da poeira de sílica nas grandes minas de ouro estão bem documentados, mas a situação é muito pior nas minas de ouro de pequena escala, de acordo com um novo estudo (13).

A nova investigação no artigo "Silica Exposures in Artisanal Small-Scale Gold Mining in Tanzania and Implications for Tuberculosis Prevention" mostra que a exposição à sílica é mais de duzentas vezes maior nas minas artesanais de pequena escala do que nas minas maiores. Centenas de milhares de mineiros já foram afectados pela silicose. Os investigadores descobriram que os níveis médios de sílica cristalina no ar em operações subterrâneas de extração de ouro eram 337 vezes superiores ao limite recomendado pelo Instituto Nacional de Segurança e Saúde Ocupacional dos EUA. Mesmo os mineiros que trabalham acima do solo tinham exposições quatro vezes superiores ao limite. O pó de sílica é uma causa conhecida de silicose e de cancro do pulmão e está fortemente ligado à tuberculose e a outras doenças pulmonares.

2.4 Exposição a poeiras em mineiros de ouro de pequena escala na Tanzânia.

Na Tanzânia, os problemas relacionados com os efeitos da exposição às poeiras entre os mineiros de pequena escala têm vindo a aumentar. Um estudo-piloto realizado em Mererani para monitorizar a exposição a poeiras durante o trabalho mostrou que, quando se efectuavam perfurações, explosões e escavações, a exposição era elevada para poeiras respiráveis, sílica cristalina respirável, poeiras combustíveis respiráveis e poeiras "totais" (8). Outro estudo efectuado em Mererani mostrou que os níveis de exposição a poeiras durante a perfuração, a explosão e a escavação indicavam níveis médios elevados de poeiras respiráveis totais de 15,5 mg/m^3 , o que é superior ao limite recomendado de 5mg/m^3 (10).

Um estudo mais recente na Tanzânia mostrou que os trabalhadores das minas de pequena escala estão expostos a poeiras respiráveis durante as actividades mineiras, incluindo a perfuração, a explosão e a trituração de rochas contendo sílica (13).

2.5 Prevalência de sintomas respiratórios entre os garimpeiros de ouro de pequena escala

Os sintomas respiratórios, como a pieira, a produção de catarro, a tosse e a falta de ar em pequenos garimpos de ouro, foram documentados em poucos estudos. Um estudo efectuado por Cowie (9) indicou que a tosse e a expetoração eram de 77% e 62%, respetivamente, entre os mineiros de ouro. Este facto revela uma elevada prevalência e pode implicar o desenvolvimento futuro de doenças respiratórias a longo prazo.

2.6 Factores associados aos sintomas respiratórios nos garimpeiros de ouro de pequena escala

São vários os factores que podem contribuir para o aumento dos sintomas respiratórios entre os mineiros de pequena escala, incluindo: idade, experiência na exploração mineira, exposição cumulativa total a poeiras respiráveis, tabagismo, factores ambientais, disponibilidade e utilização de equipamento de proteção individual (EPI), socioeconómicos, nível de educação e doenças respiratórias anteriores (23).

A disponibilidade e utilização de EPI é um fator de risco com que se depara a maioria dos países em desenvolvimento com indústrias mineiras de pequena escala. Um estudo realizado em Mererani mostrou que os trabalhadores não tinham e não podiam usar EPI, como respiradores, capacetes, luvas ou proteção auditiva, e a sua única fonte de luz era uma lanterna presa à cabeça do mineiro por um elástico (8). Este facto predispõe os trabalhadores a níveis elevados de poeiras respiráveis e a outros riscos que, a longo prazo, podem provocar efeitos na saúde, como a silicose.

O género é outro fator de risco, uma vez que se trata de uma ocupação dominada pelos homens, o que não é surpreendente, tendo em conta a natureza do trabalho extenuante envolvido na exploração mineira artesanal (24). As mulheres encontram-se maioritariamente na cadeia inferior do processo, onde lidam com operações menos extenuantes.

A duração do emprego ou do trabalho na mina de ouro é um fator de risco para as doenças respiratórias, uma vez que os mineiros estão predispostos a níveis elevados de poeiras respiráveis, algumas das quais contêm sílica, o que conduz à silicose (12).

Em alguns países, foram desenvolvidos esforços/medidas para controlar as poeiras respiráveis, que são pouco dispendiosas e estão disponíveis localmente: ventilação adequada para as minas subterrâneas, respiradores para os trabalhadores expostos às poeiras e utilização de equipamento que cobre a face da rocha com uma fina névoa de água (20). Mas estas medidas não estão disponíveis nos países em desenvolvimento devido ao custo e à falta de legislação.

Um estudo efectuado em Maputo, Moçambique, mostrou que os trabalhadores adquiriram conhecimentos e aplicaram as orientações relativas às práticas de trabalho. A diferença de proporções entre a utilização de componentes de práticas de trabalho antes e depois da intervenção foi considerada fortemente significativa. As alterações nas práticas de trabalho após a formação, incluindo o pré-planeamento, a utilização de métodos húmidos e de ventilação natural e a revisão no final da tarefa, podem diminuir fortemente a exposição a poeiras (25).

As normas regulamentares da Tanzânia não abordam os níveis limiares de exposição a poeiras nos mineiros de pequena escala. Existem poucos estudos efectuados para fornecer dados de base que mostrem o quadro geral nas minas de pequena escala (8), (13), (10) onde os níveis estão muito para além do limite aceitável para efeitos de saúde, predispondo assim os trabalhadores a problemas respiratórios.

16

CAPÍTULO 3

2.2 METODOLOGIA

3.1 Conceção do estudo

Foi realizado um estudo descritivo e transversal. O estudo determinou os níveis de poeira respirável, a ocorrência de sintomas respiratórios e também avaliou os factores associados aos sintomas respiratórios entre os mineiros de ouro de pequena escala.

Foi utilizada uma abordagem quantitativa em que um questionário padrão concebido pelo British Medical Research Council foi utilizado para recolher informações sobre sintomas respiratórios entre os mineiros de pequena escala. O questionário foi ligeiramente alterado para incluir perguntas sobre caraterísticas demográficas, condições de trabalho, aplicação de precauções, incluindo equipamento de proteção individual, e antecedentes de tabagismo.

3.2 Área de estudo

O estudo foi efectuado em Nyamongo, situada no nordeste da Tanzânia, no distrito de Tarime da região de Mara. Fica a cerca de 100 km a leste do Lago Vitória e a 20 km a sul da fronteira com o Quénia. A razão da escolha deste local deve-se ao facto de ser densamente povoado por minas de ouro de pequena escala.

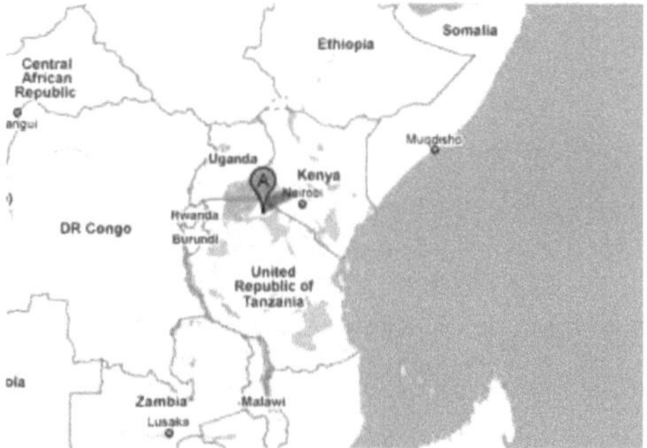

Figura 3: Mapa da Tanzânia mostrando Nyamongo, Norte de Mara

3.3 Estudo Enquadramento e processo

A população do estudo é constituída por diferentes Grupos de Exposição Semelhante (SEGs) (26) envolvidos em actividades mineiras, dos quais foram amostrados nas minas do distrito de Tarime na região de Mara e trabalharam nas minas durante pelo menos um ano na altura do estudo. A área é constituída por sete aldeias, nomeadamente Nyangoto, Nyakunguru, Kewanja, Nyamwaga, Matongo, Genkuru e Kerende.

A mina selecionada tinha 200 trabalhadores em dois turnos. A duração do turno diurno variava entre 5 e 8 horas, enquanto o turno noturno durava até 18 horas.

<u>Grupos de exposição semelhantes</u>

Os SEGs que representam as respectivas áreas de trabalho foram obtidos através de entrevistas com os gestores, para que eu pudesse compreender todo o processo de trabalho e, a partir daí, identifiquei quatro áreas de risco com tarefas específicas para cada área. Na superfície, identifiquei três grupos, nomeadamente: equipa de britagem, equipa de carga e transporte e equipa de martelagem manual. No subsolo, os trabalhos consistiam em perfuradores.

Perfuradores: São os indivíduos que sondam as paredes dos depósitos de minério de ouro na cava utilizando brocas manuais e também colocando explosivos nas paredes. Carregam os sacos com minério do subsolo e puxam-nos para cima por meio de roldanas.

Equipa de carga e transporte: Indivíduos que transportam o minério e os resíduos entre as diferentes fases do processo mineral, tais como da cava da boca para a secção de martelagem, para os locais de britagem e para as áreas de armazenamento.

Equipa de trituração: Encontram-se acima do solo, onde operam o triturador e a correia transportadora que alimenta o triturador com minério de ouro, esvaziando um saco no triturador.

Equipa de martelagem manual: Um grupo de pessoas que reduzem o tamanho de grandes rochas contendo ouro para um tamanho mais pequeno, utilizando martelos de mão.

<u>Processo de extração de minério de ouro</u>

Os mineiros constroem um túnel utilizando um metal afiado, martelado manualmente por um martelo, após o que recolhem amostras de minério e testam se contêm ouro.

Os trabalhadores entravam nas minas através de poços verticais com pegadas esculpidas na parede. Os túneis sem suporte tinham cerca de 3 m de altura e não era utilizada qualquer maquinaria, exceto compressores. Os compressores também eram utilizados para fornecer ar aos túneis longos e sem saída. Não foram utilizados métodos húmidos para suprimir a produção de poeiras durante a perfuração e a explosão. Após a detonação com explosivos, a rocha era escavada com ferramentas manuais e carregada em pequenos sacos que eram posteriormente transportados para a superfície. Os mineiros utilizavam também ferramentas simples como cinzéis de ferro, martelos de ferro de dupla face com cabo de madeira, pés-de-cabra de ferro, pás de ferro e brocas de mão para a extração. Os trabalhadores não utilizavam equipamento de proteção individual, como respiradores, capacetes, luvas ou proteção auditiva, e a sua única fonte de luz era uma lanterna presa à cabeça do mineiro por um elástico.

18

Após a trituração, os minérios são carregados em moinhos de barras ou moinhos de bolas para moagem. Os minérios triturados são recolhidos e misturados com ácido nítrico para separar o ouro de outros minerais, como a prata e o cobre. O produto purificado é misturado com cal e queimado para o purificar ainda mais e para liquefazer o ouro sob a forma de pepitas de ouro. Os resíduos da purificação são processados com cianeto ou mercúrio para extrair mais ouro.

Tamanho da amostra do estudo

A dimensão da amostra para este estudo foi estimada pelo OpenEpi- Tool kit for developing new Application

Em que;

Os trabalhadores que estavam a trabalhar em ambiente poeirento (subterrâneo, unidade de britagem, martelagem e transporte e carregamento na mina) eram 200. A dimensão da amostra (n) do presente estudo foi obtida através da seguinte fórmula: -

$n = z^2 \, p(1-p) \, / \, 82$

z = Intervalo de confiança (95% ou 1,96)

p = proporção com a caraterística de interesse, p=50%, ou seja, a prevalência de doenças pulmonares profissionais (não foi encontrado nenhum estudo realizado em mineiros de pequena escala que mostrasse a prevalência de sintomas respiratórios)

ε = *Erro marginal*, 5%

$n = 132$

O tamanho mínimo da amostra de inquiridos a entrevistar era de 132 garimpeiros de ouro de pequena escala.

3.4 Critérios de inclusão e exclusão

3.4.1 Critérios de inclusão

Mineiros com 18 anos ou mais que trabalhem atualmente em zonas poeirentas e que tenham trabalhado pelo menos um ano a tempo inteiro.

3.4.2 Critérios de exclusão

Os mineiros que trabalhavam a tempo parcial, os trabalhadores das minas que trabalhavam há menos de um ano e as crianças.

3.5 Processo de amostragem

Foi utilizada uma técnica aleatória simples para obter a amostra necessária. Foi obtida uma lista de todos os trabalhadores da mina e foram atribuídos números a cada trabalhador. Depois, utilizando uma tabela de amostragem aleatória, obteve-se um total de 132 participantes para o estudo.

3.5.1 Estratégia de amostragem de poeiras

Foram recolhidas quarenta amostras de poeiras respiráveis na mina. Foram efectuadas medições de trabalhadores simples selecionados aleatoriamente, utilizando os critérios de Rappaport e Kupper para a avaliação da exposição (27). Foram recolhidas cinco amostras de cada SEG durante a primeira fase do programa de amostragem, perfazendo um total de vinte amostras. Em seguida, foram efectuadas medições repetidas em dois dias de trabalho diferentes, com medições iguais, ou seja, vinte medições (27). Foi documentada a descrição do ambiente de trabalho e das funções/tarefas desempenhadas durante todo o turno.

S/N	Grupo de exposição semelhante	N.º de amostras (1.ª amostragem)	N.º de amostras (2nd sampling)	Total de amostras
1	Perfuradores	5	5	10
2	Tripulação de carregamento e transporte	5	5	10
3	Trituração Tripulação	5	5	10
4	Manual Martelar	5	5	10
	Total	20	20	40

Quadro 1: Descrição das categorias profissionais nos quatro grupos profissionais

3.7 Recrutamento e formação de assistentes de investigação

Três assistentes de investigação foram recrutados e formados antes da recolha de dados. Os assistentes de investigação recrutados eram licenciados com o ensino secundário. A formação incidiu sobre o instrumento de recolha de dados, a utilização da bomba de amostragem de poeiras para medir os níveis de poeiras respiráveis, o manuseamento dos sujeitos do estudo, a ética e a sensibilização para o objetivo geral e para os objectivos específicos.

3.8 Pré-teste

Os instrumentos de recolha de dados foram pré-testados na aldeia de Nyakunguru, no distrito de

Tarime, que não foi incluída no estudo. O teste-piloto envolveu um total de cerca de 20 trabalhadores que trabalharam continuamente durante um ano. O pré-teste dos instrumentos de estudo foi efectuado para determinar a sua adequação, garantir a clareza, eliminar a ambiguidade e verificar o tempo necessário para a administração e resposta às perguntas. Não foi efectuada qualquer alteração, uma vez que não se verificaram diferenças significativas ou imprecisões na recolha de dados pelos instrumentos.

3.9 Recolha de dados

3.9.1 Medição dos sintomas respiratórios

Entrevistámos os sujeitos do estudo através de um questionário estruturado. A supervisão foi realizada todos os dias para garantir a exaustividade e a exatidão. As perguntas foram feitas em Kiswahili, utilizando o questionário traduzido. Para evitar distorções, o questionário em inglês foi traduzido para suaíli e depois novamente para inglês por um médico, o Dr. Hamisi Chacha, que domina o inglês e o suaíli, não tendo sido observadas diferenças significativas. O questionário tinha quatro secções; a primeira secção continha perguntas sobre informações demográficas relativas à idade, sexo, nível de educação, estado civil, categoria profissional e duração do emprego, a segunda secção continha perguntas sobre sintomas respiratórios actuais e doenças anteriores, enquanto a terceira secção continha perguntas sobre empregos anteriores e tarefas anteriores no emprego atual e a quarta secção sobre a utilização de equipamento de proteção individual.

3.9.2 Medições pessoais de poeiras respiráveis.

A amostragem pessoal de poeiras foi efectuada durante 4 dias consecutivos numa mina de pequena dimensão. Só foram selecionados turnos diurnos devido a problemas práticos de transporte para a zona mineira remota depois de escurecer. Em cada um desses quatro dias, cinco trabalhadores deviam usar o equipamento de amostragem. As medições repetidas foram efectuadas quando os trabalhadores da mina foram medidos duas vezes (dias diferentes) para garantir uma melhor representatividade.

Foi utilizada a análise gravimétrica utilizando uma microbalança com um limite de deteção de 0,01 mg. Os resultados da avaliação da exposição profissional foram comparados com o limite de exposição (média ponderada no tempo) da American Conference of Governmental Industrial Hygienists (ACGIH), que é de $5mg/m^3$ (28)

Estes trabalhadores mineiros foram questionados sobre a sua idade e duração do trabalho nas minas. Todos os dias, foram recolhidas cinco amostras de poeiras respiráveis. As poeiras respiráveis foram recolhidas em filtros de acetato de celulose de 37 mm (tamanho de poro 0,8 µm). Para a recolha de amostras de poeiras respiráveis, os filtros foram colocados num ciclone de plástico condutor Sidekick Casella (SKC) de 37 mm. Para as poeiras respiráveis, foi utilizada uma bomba Air-check Sidekick (modelo XR 5000) com um caudal de amostragem de 2,0 litros/minuto. As amostragens foram iniciadas imediatamente antes de os mineiros entrarem no poço e duraram até ao seu reaparecimento à entrada da mina, tendo sido registada a duração do período de amostragem. Também para as operações de superfície, a amostragem começou desde o início do trabalho até ao fim do mesmo. O tempo de amostragem variava entre 8 e 9 horas por dia, dependendo do tempo que os trabalhadores passavam na mina e nas suas imediações.

3.9.3 Análise laboratorial quantitativa de poeiras respiráveis

A análise geométrica foi realizada no Laboratório de Segurança e Saúde Ocupacional da mina de ouro ACACIA, utilizando uma balança analítica eletrónica de 5 dígitos (GH Série 202) com uma precisão de $\pm 0,01$mg m^{-3} . Todos os filtros de campo com controlos foram pesados no final de cada dia de amostragem. Todos os filtros de campo e de controlo foram secos durante a noite num exsicador Nalgene antes de serem pesados antes e depois da amostragem.

3.9.4 Análise de medições repetidas

As medições repetidas foram testadas quanto à concordância das medidas utilizando o método de Bland e Altman (29). O método gráfico foi utilizado para traçar os resultados das diferenças de duas medições em relação à média de cada sujeito.

Calculámos a diferença média das observações repetidas e o correspondente desvio-padrão das diferenças. Os limites de 95% de concordância foram calculados como (diferença média - 1,96 × desvio padrão) a (diferença média + 1,96 × desvio padrão (30).

A média de observações repetidas para um sujeito remove apenas a variação dentro do sujeito. Os limites de concordância de 95% que contêm 95% das pontuações das diferenças mostrarão a natureza tendenciosa das duas medidas.

A exposição cumulativa total individual a poeiras foi estimada como a soma da exposição atual a poeiras respiráveis e a soma dos produtos da duração do serviço em quaisquer ocupações anteriores e as concentrações médias estimadas de poeiras das várias ocupações (31). Foram estimadas as exposições actuais e individuais totais cumulativas a poeiras respiráveis de 20 mineiros. A exposição cumulativa foi estimada utilizando os níveis médios actuais do Grupo Ocupacional e a duração em cada Grupo Ocupacional desde a entrada na mina. A exposição cumulativa foi também categorizada em três indicadores binários de <10, 10-19,99 e 20 e mais mg/m3.y.

3.9.5 Variabilidade entre grupos

Foi também aplicado um modelo de efeitos mistos ao conjunto de dados, em que o grupo profissional foi introduzido como um efeito fixo e a identidade do trabalhador foi introduzida como um efeito aleatório, de modo a obter a concentração de poeiras entre e dentro dos SEG. A equação é capaz de medir o efeito fixo do OG na exposição (32),(33). O modelo é apresentado da seguinte forma

$$Y (ijk) = \ln (Xijk)$$
$$= \mu y + \alpha i * OGi + \ldots + \alpha g * OGg + \beta ij\varepsilon + \varepsilon ijk$$

para i = 1,2, ...,g grupos; j = 1,2, ...,ni trabalhadores do i-ésimo grupo; k = 1 ou 2 medições do j-ésimo trabalhador do i-ésimo grupo; αi, ...αg = efeitos fixos do i-ésimo OG ...g-ésimo OG. Em que Xijk representa o nível de exposição no k-ésimo dia para o j-ésimo trabalhador do i-ésimo grupo; Yijk é o logaritmo natural das medições individuais Xijk, enquanto β é um efeito aleatório para os trabalhadores i = 1,2, ...do grupo profissional; j = 1,2, ...,ni e é um erro padrão do efeito aleatório. Ao aplicar o modelo de efeitos mistos aos nossos dados, foram avaliadas duas estruturas de variância alternativas. O modelo completo: bgS^2 e wgS^2 foram assumidos como sendo distintos para todos os grupos. O modelo parcialmente reduzido: wgS^2 foi assumido como sendo distinto para cada grupo e bgS^2 comum para todos os grupos. O modelo reduzido: wgS^2 e bgS^2 foram assumidos como sendo comuns a todos os grupos. O teste do rácio de verosimilhança foi aplicado com um nível de significância de 0,05 para comparar o modelo reduzido e os modelos parcialmente reduzidos com o modelo completo. O SPSS versão 15 para Windows foi utilizado para a análise.

3.10 Questões de validade e fiabilidade da ferramenta

As questões respiratórias foram modificadas a partir do questionário de sintomas respiratórios do British Medical Research Council. As partes modificadas foram os aspectos sócio-demográficos, a categoria profissional, a duração do trabalho, a história profissional e a disponibilidade e acessibilidade do equipamento de proteção individual. As bombas de amostragem foram verificadas quanto às suas funcionalidades e as calibrações foram efectuadas antes e depois da amostragem pelo calibrador Defender Air check 2000.

3.11 Análise e apresentação de dados

Após a conclusão do exercício de recolha de dados, procedeu-se à codificação dos dados dos questionários, que foram introduzidos no software Statistical Package for Social Sciences for Windows versão 15.0 para análise dos dados. Os dados foram limpos e verificados quanto a registos em falta e valores atípicos. Foi efectuada uma análise descritiva para obter a distribuição de frequências de todas as variáveis. Ao efetuar a análise univariada dos dados, foi utilizado o teste do Qui-quadrado para estabelecer a associação estatística entre a variável dependente e as variáveis independentes. Os *valores de p* inferiores a 0,05 foram considerados como indicando significância estatística. Foi efectuada uma análise de regressão logística (univariada e multivariada) para explorar os factores relacionados com a ocorrência de sintomas respiratórios. As variáveis explicativas incluíram aquelas que foram consideradas significativas durante a análise univariada. Os resultados do estudo são apresentados em texto, tabelas e figuras. Todas as análises foram efectuadas com o programa SPSS versão 15.0 para Windows.

3.12 Questões éticas

Foi obtida autorização ética do comité de ética para a investigação do MUHAS. Durante o período de implementação, a autorização para a realização da investigação foi aprovada pelas autoridades competentes (Direção Regional de Minas, direção distrital) das áreas que visitámos. Os sujeitos do estudo utilizaram os formulários de consentimento informado para compreenderem a informação contida nos mesmos e, posteriormente, assinaram o formulário de livre vontade. Foi-lhes assegurada a confidencialidade das informações que forneceram. Foram utilizados números de código em vez dos nomes dos participantes como forma de garantir a confidencialidade. Todas as questões levantadas relativamente ao estudo ou à sua participação foram respondidas em conformidade. Os participantes no estudo eram livres de prosseguir ou terminar a sua participação em qualquer altura no decurso da entrevista e das medições, mesmo quando já tinham concordado em participar e assinado o formulário de consentimento informado.

CAPÍTULO 4

4.1 RESULTADOS

O estudo teve um número total de 132 participantes que eram mineiros de ouro de pequena escala em Nyamongo. A idade média dos inquiridos era de 35,73±8,71 anos, sendo a idade mínima e máxima de 18 e 70 anos, respetivamente. Cerca de metade dos participantes tinha idades compreendidas entre os 31 e os 40 anos. Os trabalhadores do sexo masculino predominavam (99,2%) no grupo, estando as mulheres sub-representadas (0,8%), sendo que cerca de três quartos eram casados. Sessenta e três por cento dos inquiridos declararam ter o ensino primário e apenas um participante declarou ter o ensino técnico como nível de escolaridade. O quadro 2 resume as conclusões.

Tabela 2. Caraterísticas sócio-demográficas da população estudada (N=132)

Carácter	Variável específica	Frequência (n)	Percentagem (%)
Idade (anos)			
	Menos de 20	5	3.8
	21 a 30	31	23.5
	31 a 40	73	55.3
	41 anos ou mais	23	17.4
Estado civil			
	Individual	15	11.4
	Casado	102	77.3
	Coabitação	10	7.6
	Divorciado	5	3.8
Nível de educação			
	Não-formal	28	21.2
	Escola primária	83	62.9
	Escola secundária	20	15.2
	Escola técnica	1	0.8

Entre os trabalhadores entrevistados, predominam os operadores de britagem (40,2%), seguidos dos perfuradores (34,1%). Em último lugar ficou a equipa de martelagem (7,6%). A duração média do emprego é de 12,64 ± 9,36 anos, sendo a duração mínima do emprego de um inquirido de 1 ano e a máxima de 47 anos. A maioria dos inquiridos (73,5%) referiu estar no seu emprego há menos de 16 anos e 80,3% dos inquiridos referiram trabalhar mais de 10 horas. O Quadro 3 resume as conclusões.

Quadro 3: Caraterísticas dos inquiridos relacionadas com o trabalho

Variável	Frequência (n)	Percentagem
Atividade profissional específica		
Operador de triturador	53	40.2
Perfuradores	45	34.1
Equipa de martelagem	10	7.6
Equipa de martelagem, carregamento e transporte	21	18.2
Duração do emprego (anos)		
Menos de 5	39	29.5
6 a 10	22	16.7
11 a 15	28	21.2
16 anos ou mais	43	32.6
Horas de trabalho por dia		
Menos de 8	9	6.8
Mais de 8	123	93.2

**A duração média do emprego é de 12,64±9,36 anos, sendo a duração mínima do trabalho de um inquirido de 1 ano e a duração máxima de 47 anos.*

***O tempo médio de trabalho por dia foi de 12 horas, o tempo mínimo e máximo de trabalho por dia foi de 2 e 18 horas, respetivamente.*

4.1 Níveis de exposição a poeiras respiráveis entre os mineiros de pequena escala

Foi observado que 90% dos operadores de trituradores estavam expostos a poeiras respiráveis que excediam o limite de exposição ocupacional com uma concentração média geométrica de 5,49 mg/m^3. Nenhum dos restantes elementos do grupo excede este limite (OEL=5 mg/m^3). Quando ordenados por ordem decrescente da sua média geométrica, os martelos, os perfuradores e o transporte e carga apresentam uma média geométrica de 2,14 mg/m^3, 1,45mg/m^3 e 1,38mg/m^3 respetivamente. O quadro 4 resume os resultados.

Quadro 4. Níveis de exposição a poeiras respiráveis entre os mineiros de pequena escala

Ocupação				Concentração de poeiras (mg/m)³				>OEL (5mg/m)³
	n[b]	n[c]	n[d]	GM (GSD)	A.M	Mediana	Gama	N (%)
Operador do Crasher	53	5	10	5.49 (0.05)	5.56	5.21	4.8-6.9	9 (90)
Perfuradores	45	5	10	1.45 (0.08)	1.41	1.45	1.04-1.66	0 (0)
Martelagem	10	5	10	2.14 (0.08)	2.1	2.1	1.56-2.44	0 (0)
Transporte e carregamento	24	5	10	1.38 (0.03)	1.39	1.39	1.24-1.46	0 (0)

Legenda: AM, Média Aritmética; GM, Média Geométrica, GSD; Desvio Padrão Geométrico, HHL, Martelagem, transporte e carregamento

[a] *O limite de exposição ocupacional para poeiras respiráveis é de 5mg/m³.* [b] *Número total de trabalhadores* [c] *Número de trabalhadores para os quais foram obtidas medições,* [d] *Número da amostra.*

1.1.1 Variabilidade da exposição a poeiras respiráveis entre os mineiros de ouro de pequena escala

Foi também aplicado um modelo de efeitos mistos ao conjunto de dados, em que o grupo profissional foi introduzido como um efeito fixo e a identidade do trabalhador foi introduzida como um efeito aleatório.

Os resultados do efeito misto são apresentados na tabela 5 abaixo. A variabilidade foi obtida como a proporção de $_{wg}S2$ e bgS^2. A maior contribuição para a variabilidade total foi da variância entre grupos (62,5%), seguida da variância dentro do grupo (37,5%), com efeito aleatório de 0,021 e erro padrão de 0,062.

Tabela 5: Variabilidade da exposição a poeiras respiráveis entre os mineiros de ouro de pequena escala (n=40)

Grouping scheme	g	N	k	n	$_{bg}S^2$	$_{wg}S^2$	β	ζ
Variance	4	33	2	5	0.5	0.3	0.02	0.06

Legenda: g, número de grupos; N número médio de trabalhadores em cada grupo; k número médio de medições repetidas; n, número de trabalhadores que foram amostrados em cada grupo; bgS^2, variância entre grupos; wgS^2, variância dentro do grupo; β, efeito aleatório do trabalhador; n, no grupo; g, (coeficiente de regressão); ζ, Erro Padrão do efeito

A exposiçªo cumulativa total era elevada entre os operadores de trituradores. Isto pressupõe, obviamente, que as concentrações para as várias profissões não se alteraram ao longo dos anos.

Quadro 6. Distribuição dos grupos profissionais e exposição cumulativa total média a poeiras

respiráveis

Ocupação atual	N.º em OG (N)	Exposição cumulativa total média (mg/m^3 .y)
Operadores de trituradores	5	66.65
Perfuração	5	14.32
Martelagem e carregamento	5	20.08
Transporte e carregamento	5	14.29
Total	**20**	**30.6**

Tabela 7. Distribuição da exposição cumulativa total a poeiras respiráveis (N=20)

A maioria dos trabalhadores (55%) teve uma exposição cumulativa inferior a 20,00 mg/m3.y.

Variável	Frequência (n)	Percentagem (%)
Exposição cumulativa total por ano (mg/m^3 .y)		
Menos de 10	1	5
10 a 19,99	11	55
20 e mais	8	40
Todos	**20**	**100**

4.1.2 Medida de concordância com medidas repetidas

O método de Bland-Altman foi aplicado aos dados para medir as concordâncias entre medidas repetidas das amostras de poeiras. A diferença média entre as duas amostras de poeiras foi de -0,16±0,65. 95% das medidas estão dentro dos limites de concordância, como se pode ver na figura 4 abaixo.

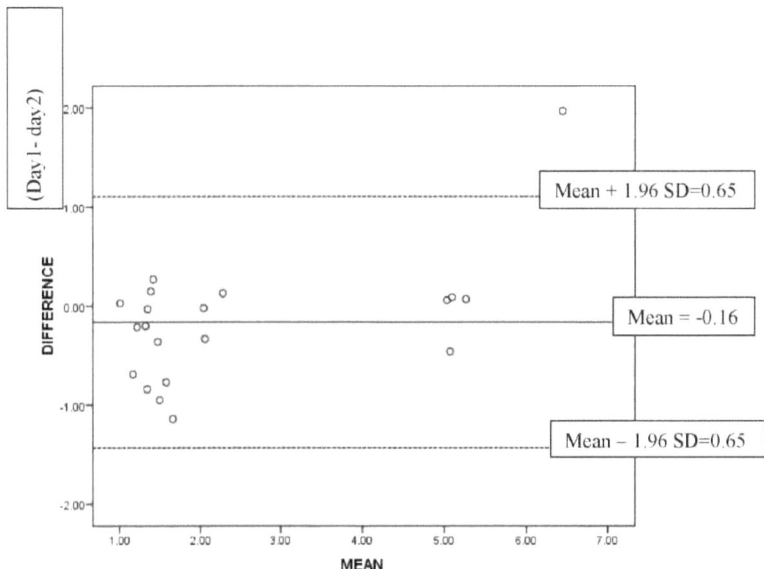

Figura 4. Gráfico de Bland e Altman mostrando a diferença de concentração de poeiras entre o dia de amostragem 1 e o dia de amostragem 2

4.2 . Prevalência de sintomas respiratórios entre os mineiros de ouro de pequena escala em Nyamongo

Cerca de noventa e quatro por cento (94%) dos participantes referiram sentir pelo menos um sintoma relacionado com o sistema respiratório, como se pode ver na figura 5 abaixo. Os trabalhadores das minas (N=20) selecionados para a amostragem pessoal da exposição a poeiras revelaram ter sintomas respiratórios de saúde independentemente dos níveis de poeiras a que estavam expostos anualmente.

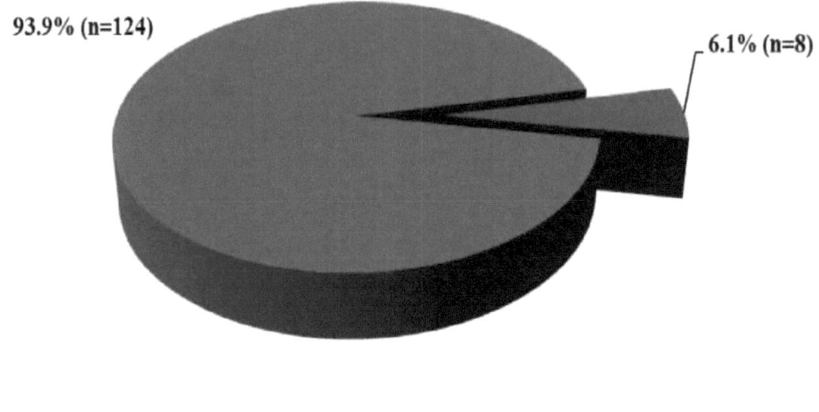

Figura 5: Prevalência de sintomas respiratórios entre os garimpeiros de ouro de pequena escala em Nyamongo

4.2.1 Vários factores que contribuem para os sintomas respiratórios

Todos os participantes com idade igual ou superior a 41 anos referiram ter sintomas respiratórios, seguidos pelos participantes com idades compreendidas entre os 31 e os 40 anos, com uma prevalência de 97,3%. Verificou-se uma associação estatisticamente significativa entre a idade e a ocorrência de sintomas respiratórios (p-value, 0,018). A maioria (96,4%) dos que referiram ter um nível de educação não formal referiu ter sintomas respiratórios, seguidos dos que tinham o ensino primário (94%). Não se registou uma associação estatisticamente significativa entre a ocorrência de sintomas respiratórios e o nível de escolaridade (p-value, 0,822). Os perfuradores e a equipa de transporte e carga foram o principal grupo a sentir sintomas respiratórios, com uma prevalência de 98,8% e 95,8%, respetivamente, e a diferença não foi estatisticamente significativa (p-value, 0,177). Todos os membros que trabalharam entre os 11 e os 15 anos e os que trabalharam 16 anos ou mais referiram ter sintomas respiratórios e a associação foi estatisticamente significativa (p-value, 0,002). Cerca de 95,1% dos que trabalham mais de 8 horas referiram ter sintomas respiratórios, sendo a associação significativa (p-value, 0,035). Os restantes resultados encontram-se resumidos na tabela 6.

Quadro 8: Factores que contribuem para os sintomas respiratórios

Fator	Sintomas respiratórios		Total	X^2, p-valor
	Não (n, %)	Sim (n,%)		
Idade (anos)				
Menos de 20	1 (20)	4 (80)	5	
21 a 30	5 (16.1)	26 (83.9)	31	10.12, **0.018**
31 a 40	2 (2.7)	71 (97.3)	73	
41 anos ou mais	0 (0)	23 (100)	23	
Nível de educação				
Não-formal	1 (3.6)	27 (96.4)	28	
Escola primária	5 (6)	78 (94)	83	0.92, **0.822**
Escola secundária	2 (10)	18 (90)	20	
Escola técnica	0 (0)	1 (100)	1	
Atividade profissional específica				
Operador de triturador	4 (7.5)	49 (92.5)	53	
Perfuradores	1 (2.2)	44 (98.8)	45	4.93, **0.177**
Equipa de martelagem	2 (20)	8 (80)	10	
Equipa de transporte e carregamento	1 (4.2)	23 (95.8)	24	
Duração do emprego (anos)				
Menos de 5	7 (17.9)	32 (82.1)	39	
6 a 10	1 (4.5)	21 (95.5)	22	14.35, **0.002**
11 a 15	0 (0)	28 (100)	28	
16 anos ou mais	0 (0)	43 (100)	43	
Horas de trabalho por dia				
Menos de 8	2 (22.2)	7 (77.8)	9	
Mais de 8	6 (4.9)	117 (95.1)	123	4.43, **0.035**
Fumar cigarros				
Sim	1 (1.3)	76 (98.7)	77	

Não	7 (12.7)	48 (87.3)	55	7.36, **0.009***
História da tuberculose				
Sim	0 (0)	20 (100)	20	
Não	8 (7.1)	104 (92.9)	112	1.52, **0.607***
História da asma				
Sim	1 (1.3)	78 (98.7)	79	
Não	7 (13.2)	46 (86.8)	53	7.95, **0.007***
História da bronquite				
Sim	0 (0)	76 (100)	76	
Não	8 (14.3)	48 (85.7)	56	11.56, **0.001***
História da Pneumonia				
Sim	0 (0)	60 (100)	60	
Não	8 (11.1)	64 (88.9)	72	7.09, **0.008***
História de problemas cardíacos				
Sim	0 (0)	17 (100)	17	
Não	8 (7)	107 (93)	115	1.26, **0.596***
História de lesão torácica/ cirurgia torácica				
Sim	1 (2.6)	38 (97.4)	39	
Não	7 (7.5)	86 (92.5)	93	1.19, **0.435***
TOTAL	**8 (6.1)**	**124 (93.9)**	**132**	

Teste exato de Fisher

4.2.2 Classificação dos sintomas respiratórios nos garimpeiros de ouro de pequena escala

Entre os 124 trabalhadores das minas que referiram ter sentido pelo menos um sintoma respiratório, a pieira foi registada em 91,7% dos casos, tendo o catarro registado a frequência mais baixa de 78%. Os restantes sintomas são apresentados na figura 6 abaixo.

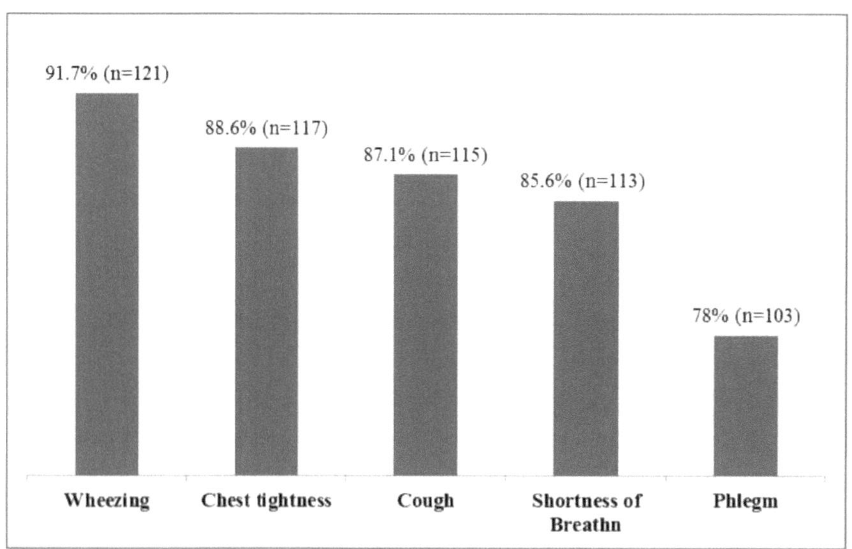

Figura 6: Classificação dos sintomas respiratórios entre os garimpeiros de ouro de pequena escala

4.2.3 Associação entre sintomas respiratórios e atividade profissional

O quadro seguinte mostra que os operadores de trituradores apresentam uma elevada frequência de sintomas respiratórios em comparação com outras profissões. A sibilância foi de 40,5% entre os operadores de trituradores e de 6,6% entre a equipa de martelagem, mas a diferença não foi estatisticamente significativa (valor de p, 0,575). Fleuma (38,8%) entre os operadores de trituradores e (6,8%) entre a equipa de martelagem, sendo que a diferença não foi estatisticamente significativa (valor de p, 0,607). Os restantes dados são apresentados na tabela 7 abaixo.

Tabela 9. Associação entre sintomas respiratórios e atividade profissional

Sintomas	Ocupação				Total e	valor de p
	Operador de triturador n (%)	Perfurador n (%)	Martelamento n (%)	Transporte e carregamento n (%)		
Sibilância	49 (40.5)	42 (34.7)	8 (6.6)	22 (18.2)	121	**0.575**
Aperto no peito	47 (40.2)	41 (35)	7 (6)	22 (18.8)	117	**0.268**
Tosse	46 (40)	40 (34.8)	7 (6.1)	22 (19.1)	115	**0.364**
SOB	44 (38.9)	41 (36.3)	8 (7.1)	20 (17.7)	113	**0.626**
Fleuma	40 (38.8)	35 (34)	7 (6.8)	21 (20.4)	113	**0.607**

**OEH - Falta de ar.*

4.3 Factores associados a sintomas respiratórios entre mineiros de pequena escala em Nyamongo

Foi efectuada uma análise de regressão do conjunto de dados e, no âmbito da análise univariada, os trabalhadores com idade igual ou superior a 31 anos tinham uma probabilidade 11,75 vezes maior de desenvolver sintomas respiratórios do que os trabalhadores com idade inferior a 20 anos, embora a associação não fosse estatisticamente significativa (valor de p 0,063). Os perfuradores tinham uma probabilidade de 3,59 de apresentar sintomas respiratórios em comparação com os operadores de trituradores, embora não fosse significativamente diferente (valor de p, 0,261). Os trabalhadores das minas que trabalharam durante 6 anos ou mais tinham uma probabilidade 20,13 vezes maior de desenvolver sintomas respiratórios do que os que trabalharam durante menos de 5 anos e a associação foi estatisticamente significativa (p-valor 0,006). Os fumadores de cigarros têm 11,01 vezes mais probabilidades de apresentar sintomas respiratórios do que os não fumadores, sendo esta diferença estatisticamente significativa com um valor de p de 0,027. Os inquiridos asmáticos tinham 11,87 probabilidades de apresentar sintomas respiratórios em comparação com os inquiridos não asmáticos. Verificou-se uma associação estatisticamente significativa com um valor de p de 0,023.

A análise multivariada revelou que os trabalhadores das minas com idade igual ou superior a 31 anos tinham uma probabilidade de 3,46 de desenvolver sintomas respiratórios em comparação com outros factores (p-valor 0,376). Ser perfurador tem uma probabilidade de 6,23 de apresentar sintomas respiratórios em comparação com outros factores (p-valor 0,134). Trabalhar há mais de 6 anos ou mais tem uma probabilidade de 11,477 de apresentar sintomas respiratórios nos trabalhadores das minas, em comparação com outros factores, e a associação foi considerada significativa (p-valor 0,036). O consumo de cigarros e os antecedentes de asma têm, cada um, uma razão de probabilidades de 9,29 e 10,76, respetivamente, para a apresentação de sintomas respiratórios, com valores de p significativos de 0,054 e 0,035, respetivamente.

Quadro 10: Análise de regressão dos factores relativos aos sintomas respiratórios

Variável	OR não ajustado (IC 95%)	valor de p	OR ajustado (IC 95%)	valor de p
Idade (anos)				
Menos de 20	1		1	
21 a 30	1.30 (0.119-14.205)	**0.830**	0.986 (0.084-11.54)	**0.991**
31 anos ou mais	11.75 (0.872-158.3)	**0.063**	3.46 (0.222-54.14)	**0.376**

Atividade profissional específica

Operador de triturador	1		1	
Perfuradores	3.59 (0.387-33.363)	**0.261**	6.23 (0.570-67.938)	**0.134**
Equipa de martelagem	0.33 (0.051-2.086)	**0.237**	0.61 (0.065-5.653)	**0.659**
Equipa de transporte e carregamento	1.88 (0.199-17.753)	**0.583**	0.83 (0.069-9.963)	**0.826**

Duração do emprego (anos)

Menos de 5	1		1	
6 e mais	20.13 (2.383-169.95)	**0.006**	11.477 (1.179-111.75)	**0.036**

Horas de trabalho por dia

Menos de 8	1		1	
Mais de 8	0.380 (0.085-1.703)	**0.206**	0.44 (0.072-2.661)	**0.370**

Fumar cigarros

Não	1		1	
Sim	11.01 (1.322-92.913)	**0.027**	9.29 (0.964-89.529)	**0.054**

História de asma

Não	1		1	
Sim	11.87 (1.415-99.555)	**0.023**	10.76 (1.184-97.745)	**0.035**

Todos os inquiridos que trabalhavam há 11-15 anos, 16 anos ou mais, os que tinham antecedentes de pneumonia e bronquite referiram ter sintomas respiratórios, pelo que a probabilidade é 1.

CAPÍTULO 5

5.0 DISCUSSÃO

Este estudo mostra níveis elevados de poeiras respiráveis entre os operadores de trituradores e níveis mais baixos nos restantes grupos de exposição semelhantes. Verificou-se que a prevalência de sintomas respiratórios era elevada e que vários factores (idade, duração do emprego, consumo de cigarros e história de doenças anteriores, ou seja, asma, pneumonia e bronquite) estavam associados ao aumento da ocorrência de sintomas respiratórios entre os mineiros de ouro em pequena escala.

5.1 Níveis de exposição a poeiras respiráveis entre os mineiros de pequena escala

Neste estudo, determinámos os níveis de exposição a poeiras respiráveis e avaliámos os sintomas respiratórios dos trabalhadores de minas de pequena dimensão.

As nossas primeiras conclusões mostram que os operadores de trituradores tinham níveis mais elevados de poeiras respiráveis do que outros grupos de exposição semelhantes, quando comparados com o limite de exposição profissional. As provas de níveis elevados de poeiras respiráveis entre os operadores de trituradores provêm dos resultados comunicados no estudo de Gottesfeld P. et al em operações de trituração de pedra na Índia (34). Os autores mostraram que os operadores de trituradores de pedra tinham uma exposição de 7,9 mgm-3 antes da aplicação de medidas de controlo, o que é superior ao limite de exposição admissível.

Verificámos também que os níveis de poeiras respiráveis eram baixos durante as actividades subterrâneas, o que contradiz outros estudos (10),(13) uma vez que o lençol freático em Nyamongo é demasiado elevado e os poços são demasiado profundos, molhando assim as paredes da mina, o que pode explicar os baixos níveis de poeiras. Em coerência com o nosso estudo, Perry Gottesfeld (13) também demonstrou que, quando se procedia à martelagem e ao transporte de sacos, os níveis médios de exposição a poeiras respiráveis eram inferiores ao limite de exposição profissional. Isto pode dever-se à natureza basculante do minério, uma vez que o minério é extraído de poços húmidos.

Com base no modelo completo, observou-se que a variância entre grupos era relativamente maior do que a variância dentro do grupo para um dos quatro SEG, provavelmente devido à presença de diferentes categorias profissionais dentro destes SEG que realizam diferentes tarefas. Foi referido que a atividade ao ar livre, os processos intermitentes e a mobilidade do trabalhador estão associados a uma elevada variabilidade diária (dentro do grupo) (27). Estes resultados indicam que os níveis de variabilidade dos SEGs são comuns entre os perfuradores, a equipa de martelagem e a equipa de martelagem, carga e transporte, sendo baixos devido aos tipos de ferramentas utilizadas (feitas à mão), à natureza húmida do minério e à estação das chuvas durante a amostragem, o que levou a uma baixa exposição às poeiras, enquanto que entre os operadores de trituradores e os SEGs anteriores é elevada devido ao manuseamento de minérios secos, à operação de maquinaria (triturador), ao facto de o triturador e as correias transportadoras não estarem fechados, mas o triturador e a correia transportadora terem um telhado para proteção contra a chuva. No entanto, a variação diária do nível de exposição pode ter sido subestimada devido ao curto intervalo de 1-2 semanas entre as medições repetidas. É verdade que a maquinaria operacional, o ambiente de trabalho, os processos, as condições climáticas e a técnica de amostragem de poeiras não se alteraram durante este curto período.

A representatividade das medições repetidas de poeiras foi comprovada pelo método de Bland e Atman (29). O método utilizado para recolher as amostras de poeiras em dois dias diferentes de amostragem provou ser correto e proporcionou um intervalo menor entre os dois limites, o que significa uma maior concordância (30).

A exposição cumulativa às poeiras foi estimada e verificou-se que os operadores de trituradores tinham uma exposição cumulativa elevada em comparação com os outros grupos. Também se observou que metade dos participantes tinha uma exposição que variava entre 10 e 19,99 (mg/m^3 .y), o que é consistente com um estudo efectuado por Ulvestad et al (35). Os níveis são bastante elevados devido à falta de medidas de controlo das poeiras durante o trabalho.

5.2 Prevalência de sintomas respiratórios entre garimpeiros de ouro de pequena escala

As nossas segundas conclusões revelaram uma maior prevalência de sintomas respiratórios como pieira, aperto no peito, tosse, falta de ar e catarro entre os mineiros de ouro de pequena escala. Em comparação com os nossos resultados, um estudo realizado entre trabalhadores de pedreiras na Nigéria (36) encontrou problemas respiratórios como dores no peito, tosse ocasional, falta de ar ocasional (e pieira) e, mais tarde, sugeriu que a exposição crónica a poeiras devido à exploração mineira pode aumentar o risco de problemas respiratórios entre os trabalhadores das minas. Outro estudo realizado numa mina de carvão operada manualmente na Tanzânia revelou uma maior prevalência de sintomas agudos de tosse seca (45,7%) e de falta de ar (34,8%), o que reflecte um risco elevado de progressão para doenças pulmonares graves. Os resultados do nosso estudo são também comparáveis com os resultados de Aghilinejad et al. no Irão (37) e Absar Ahmad na Índia (38) em minas de pedra, que mostram resultados semelhantes de mineiros que referem tosse e dores no peito.

A maioria dos trabalhadores das minas trabalhava sem equipamento de proteção adequado, como respiradores e máscaras antipoeiras, e não aplicava medidas de controlo das poeiras, como o sistema de humidificação. Este facto, por sua vez, predispõe-nos a uma exposição elevada às poeiras e pode explicar a elevada prevalência de sintomas respiratórios. Verifica-se que todos os participantes que foram objeto de uma amostragem pessoal de poeiras referiram ter tido um ou mais sintomas respiratórios, pelo que a exposição cumulativa a poeiras respiráveis é um dos factores de risco mais importantes para os sintomas respiratórios.

Também havia factores associados aos sintomas respiratórios, tais como a idade, o nível de educação, a ocupação específica, a duração do emprego, as horas de trabalho, o consumo de cigarros e as doenças anteriores. A idade, a duração do emprego, o consumo de cigarros, os antecedentes de asma, bronquite e pneumonia mostraram uma associação significativa com a ocorrência de sintomas respiratórios entre os trabalhadores das minas. A idade média dos trabalhadores das minas era de 35,73±8,71 anos e mostrou-se estatisticamente significativa, com a apresentação de sintomas em indivíduos mais velhos. Também a duração do emprego se revelou estatisticamente significativa com a ocorrência de sintomas respiratórios para os indivíduos que trabalharam durante mais de 6 anos, o que é consistente com o encontrado num estudo de Hnizdo e Vallyathan (21). Verificou-se que os sintomas eram mais prevalentes nos fumadores do que nos trabalhadores das minas não fumadores, o que é consistente com os resultados de um estudo de Eva Hnizdo (39), e foi considerado estatisticamente significativo. Doenças anteriores, como a bronquite, a asma e a pneumonia, também foram consideradas estatisticamente significativas para a manifestação de sintomas respiratórios nos trabalhadores das minas.

Além disso, a exposição crónica a poeiras pode levar à ocorrência posterior de doenças mais graves, como bronquite, bronquiolite, asma profissional, pneumonia de hipersensibilidade, pneumoconiose e cancro do pulmão. Um estudo realizado em mineiros de ouro da Austrália Ocidental mostrou que a associação entre bronquite crónica e a exposição profissional a operações mineiras à superfície e subterrâneas era significativa (23). Um estudo efectuado por Cowie e Mabena (40) mostrou que os trabalhadores das minas subterrâneas desenvolveram asma ocupacional devido à exposição a poeiras respiráveis e sugeriu que a doença estava relacionada com o trabalho. Num estudo realizado no Botswana com homens que tinham trabalhado em minas na África do Sul, mais de um quarto tinha pneumoconiose e 6% tinha fibrose maciça progressiva (11).

5.3   Factores associados a sintomas respiratórios entre garimpeiros de ouro de pequena escala.

Foram avaliados vários factores associados à manifestação de sintomas respiratórios através de regressão logística. Estes incluíam a idade, a ocupação específica, a duração do emprego, o horário de trabalho, o consumo de cigarros e a história de asma. Na regressão univariada, verificou-se que a idade, a duração do emprego, o consumo de cigarros e o historial de asma estavam associados de forma estatisticamente significativa à ocorrência de sintomas respiratórios em mineiros de pequena dimensão. Verificou-se que a idade contribuía 11,75 vezes para o desenvolvimento de sintomas respiratórios nos trabalhadores das minas com idade igual ou superior a 31 anos, pelo que os trabalhadores das minas mais velhos correm um risco mais elevado do que os trabalhadores das minas jovens. Um estudo realizado por F. Chermiti Ben Abdallah et al. mostra que a doença pulmonar obstrutiva crónica aparece geralmente após os 40 anos de idade e aumenta de frequência com a idade (41).

Os trabalhadores das minas que estiveram empregados durante 6 anos ou mais apresentaram um risco 20,13 vezes maior de desenvolver sintomas respiratórios do que os que estiveram empregados durante 5 anos ou menos. Isto mostra que as probabilidades de adoecer aumentam com o tempo de trabalho num ambiente poeirento. Uma revisão efectuada por Murray sobre vários estudos sobre silicose resumiu o início da silicose (período de tempo de exposição-resposta) a 20 ou 40 anos de exposição a níveis de 0,1mg/m3 de pó de sílica (42).

Os fumadores têm um risco 11 vezes maior de desenvolver sintomas respiratórios do que os não fumadores, pelo que ser fumador é um fator de perigo. Um estudo efectuado por E. Hnizdo concluiu que o tabagismo potenciava o efeito das poeiras nas deficiências respiratórias (39). Um estudo semelhante realizado por E. Hnizdo mostrou que, entre os factores de risco associados, o tabagismo contribuía grandemente para diminuir a capacidade pulmonar dos mineiros (43).

Os trabalhadores das minas que referiram ter sido informados por um médico ou que sofriam de asma tinham um risco 11,87 vezes maior de desenvolver sintomas respiratórios do que aqueles que referiram não ter asma. Este facto é consistente com o estudo realizado por Ulvestad et all, em que os trabalhadores desenvolveram asma durante o acompanhamento (35).

Quando estes factores foram avaliados através de regressão logística multivariada, ser perfurador apresentou uma probabilidade de 6,23 vezes de provocar sintomas respiratórios em comparação com outros factores, embora não tenha sido considerado estatisticamente significativo.

Também a duração do emprego contribuiu 11,477 vezes para a ocorrência de sintomas respiratórios, quando comparada com os restantes factores de predisposição, tendo a associação sido estatisticamente significativa. O consumo de tabaco contribuiu 9,29 vezes para a manifestação de sintomas respiratórios, quando comparado com os restantes factores predisponentes, e a associação foi estatisticamente significativa. Por último, a história de asma contribuiu 10,76 vezes para o aparecimento de sintomas respiratórios e a associação foi estatisticamente significativa.

Este estudo, realizado numa única mina, pode não ser adequado para generalizar as conclusões a outras minas na Tanzânia e noutros locais, mas pode servir de base a outros estudos. As conclusões deste estudo contribuem para a literatura e os conhecimentos existentes, criando uma base para a formulação de políticas para os mineiros de pequena escala na Tanzânia. Espera-se, no entanto, que a acumulação de provas sobre este assunto estimule uma reavaliação da situação atual. Embora o presente estudo reforce os argumentos a favor da exposição, da prevalência dos sintomas e dos factores de pré-disposição, há uma ressalva importante que deve ser feita a este apoio, que é a dimensão da amostra. O tamanho da amostra é pequeno e não pode ser utilizado para generalizar a todos os outros contextos de minas de pequena escala no país, pelo que devem ser efectuados mais estudos com amostras de tamanho muito maior.

5.4 Limitações

Reconhecemos algumas limitações do nosso estudo, como a pequena dimensão da amostra para a recolha de pó pessoal. A pequena dimensão da amostra limita a generalização deste estudo.

Uma segunda limitação foi o viés de memória, uma vez que a memória do inquirido foi utilizada para responder a algumas perguntas sobre sintomas respiratórios e doenças anteriores, como a pleurisia, durante a entrevista. Isto foi controlado através da revisão dos registos médicos num centro de saúde local e da revisão dos registos de trabalho para obter dados sobre a exposição, etc.

A terceira limitação foi o viés de informação, uma vez que a definição de sintomas agudos pode ter confundido os trabalhadores com sintomas crónicos. Isto pode implicar que os trabalhadores com sintomas crónicos reportem o problema como um sintoma agudo, exagerando assim os problemas respiratórios agudos entre os trabalhadores das minas de ouro. Isto foi controlado através da ocultação dos entrevistadores relativamente ao estatuto do sujeito através da formação do pessoal, utilizando procedimentos de recolha de dados normalizados e explicando claramente aos inquiridos os objectivos do estudo.

A quarta limitação foi o risco de classificar incorretamente os trabalhadores em grupos de exposição com base na categoria profissional. Na entrevista sobre o historial profissional, o número de anos na mina centrou-se na categoria profissional atual no momento do estudo. Por vezes, os trabalhadores das minas mudam de emprego (por exemplo, passam de martelar para perfurar), o que resulta numa sobrestimação ou subestimação da exposição pessoal às poeiras. Este facto foi controlado por métodos excelentes (amostragem pessoal de poeiras, questionário normalizado) para medir o estado de exposição ou o resultado

Uma vez que este estudo é transversal, não é impossível estabelecer uma relação de efeito casual, pelo que se recomenda um estudo de acompanhamento. Apesar das limitações acima mencionadas, o estudo conseguiu mostrar níveis elevados de poeiras, uma elevada prevalência de sintomas de saúde respiratória e vários factores associados à ocorrência destes sintomas.

CAPÍTULO 6

6.0 CONCLUSÃO

Os resultados deste estudo mostram níveis elevados de poeiras respiráveis pessoais entre os operadores de trituradores. Revelam também uma elevada prevalência de sintomas respiratórios entre os mineiros de ouro de pequena escala. Alguns factores (idade, duração do emprego, consumo de cigarros e antecedentes de asma) mostraram uma associação significativa na causa dos sintomas respiratórios entre os mineiros. Esta informação também é útil para estabelecer prioridades para estratégias preventivas.

6.1 RECOMENDAÇÕES

A partir dos resultados do estudo, recomenda-se o seguinte.

I. Os sistemas de recolha de poeiras húmidas podem ser utilizados pelos operadores dos trituradores para reduzir a exposição a poeiras respiráveis.

II. Fornecimento e utilização de máscaras de proteção respiratória que ajudam a reduzir as exposições, mas que só devem ser utilizadas em combinação com outros meios, por exemplo, controlos administrativos para reduzir as poeiras

III. Devem ser efectuados exames de saúde periódicos e no início do trabalho para excluir a presença de asma.

IV. A sensibilização dos trabalhadores contra o tabagismo é essencial para controlar os efeitos sobre a saúde respiratória nas minas de pequena dimensão.

V. Os proprietários das minas devem assegurar o controlo da reforma ou da mudança da duração do trabalho.

VI. Devem ser efectuados mais estudos sobre a exposição à sílica cristalina, uma vez que esta provoca silicose.

REFERÊNCIAS

1.	I.LO. Relatório para discussão na Reunião Tripartida sobre Questões Sociais e Laborais nas Minas de Pequena Escala. 2003.

2.	Hentschel T, Hruschka F et al. Global Report on Artisanal & Small-Scale Mining. 2002.

3.	Hruschka F, Echavarria C. Alliance for responsible mining-Chances for responsible Mineração artesanal. p. 1-29. 2011.

4.	Sluis-Cremer GK, Walters LG, Sichel HS. Chronic Bronchitis in Miners and Nonminers: An Epidemiological Survey of a Community in the Gold-mining Area in the Transvaal. Occup Environ Med . 24(1):1-12. 1967

5.	Carstens J, Garrett N, Lintzer M et al. Implementing Transparency in the Artisanal and Small Scale Mining Setor. p. 1-83. 2009.

6.	Sociedade para o Desenvolvimento Internacional. The Extractive Resource Industry in Tanzania Status and Challenges of the Mining Setor. p. 1-43. 2009.

7.	Van Straaten P. Human exposure to mercury due to small scale gold mining in northern Tanzania (Exposição humana ao mercúrio devido à extração de ouro em pequena escala no norte da Tanzânia). Sci Total Environ. 259(1-3):45-53. 2000

8.	Brâtveit M, Moen BE, Mashalla YJS et al. Exposição a poeiras durante a extração mineira em pequena escala na Tanzânia: Um estudo-piloto. Annals of Occupational Hygiene. p. 235-40. 2003.

9.	Cowie R. Disfunção pulmonar da silicose e sintomas respiratórios entre os mineiros de ouro da África do Sul. (grau de Doutor em Medicina). Universidade de Capetown; 1987.

10.	Malisa EP, Kinabo CP. Environmental risks for gemstone miners with reference to Merelani tanzanite mining area , Northeastern Tanzania. Tanz J Sci. 31(1):1-12. 2005;

11.	Steen TW, Gyi KM, White NW et al. Prevalência de doença pulmonar ocupacional entre homens do Botsuana anteriormente empregados na indústria mineira sul-africana. Occup Environ Med. 54(1):19-26. 1997.

12.	Nelson G. Occupational respiratory diseases in the South African mining industry (Doenças respiratórias profissionais na indústria mineira sul-africana). Ação Mundial para a Saúde. 19520(6):89-98. 2013.

13.	Gottesfeld P, Andrew D, Dalhoff J. Silica Exposures in Artisanal Small-Scale Gold Mining in Tanzania and Implications for Tuberculosis Prevention [Exposição à sílica na extração artesanal de ouro em pequena escala na Tanzânia e implicações para a prevenção da tuberculose]. J Occup Environ Hyg. p. 37-41. 2015

14.   I.L.O. Factos sobre a mineração em pequena escala. 2001.

15.   Becket W. Occupational Respiratory Diseases (Doenças Respiratórias Profissionais). N Engl J Med. 342(6):406-13. 2000.

16.   Eisler R. Health risks of gold miners: A synoptic review. Environ Geochem Health. p. 325-45. 2003.

17.   Spiegel SJ, Veiga MM. Capacitação em comunidades mineiras de pequena escala: Saúde, sustentabilidade do ecossistema e o Projeto Global Mercury. Ecohealth. 2(4):361-9. 2005.

18.   Lu J. Occupational health and safety in small scale mining: Focus on women workers in the Philippines. J Int Womens Stud. 13(3):103-13. 2013

19.   Hermanus MA. Occupational health and safety in mining - status , new developments , and concerns. (maio):531-8. 2007

20.   Burki T. A dusty business. Lancet Infect Dis. 12(6):434-5. 2012

21.   Hnizdo E, Vallyathan V. Doença pulmonar obstrutiva crónica devida à exposição profissional a poeiras de sílica: uma revisão das provas epidemiológicas e patológicas. Occup Environ Med. 60(4):237-43. 2003.

22.   Bio FY, Sadhra S, Jackson C et al. Sintomas respiratórios e perturbações da função pulmonar - Ghana Med J. 41(2):38-47. 2007.

23.   Holman CDJ, Psaila-Savona P, Roberts M. Determinants of chronic bronchitis and lung dysfunction in Western Australian gold miners (Determinantes da bronquite crónica e da disfunção pulmonar nos mineiros de ouro da Austrália Ocidental). Br J ofIndustrial Med. 44:810-8. 1987.

24.   Babatunde OA. Prática de segurança ocupacional entre mineiros artesanais numa comunidade rural no sudoeste da Nigéria. Int J Sci Environ Technol. 2(4):622-33. 2013.

25.   Muianga C, Rice C, Lentz T et al. Modelo de lista de controlo para melhorar as práticas de trabalho em operações de demolição de pequena escala com exposição a poeiras de sílica. Int J Environ Res Public Health. 9(2):343-61. 2012.

26.   Rappaport SM, Kromhout H, Symanski E. Variation of exposure between workers in homogeneous exposure groups (Variação da exposição entre trabalhadores em grupos de exposição homogéneos). Am Ind Hyg Assoc J. 54(11):654-62. 1993.

27.   Rappaport SM LR e KL. Uma estratégia de avaliação da exposição que tem em conta as fontes

de variabilidade no interior do trabalhador e entre trabalhadores: J. Occup Hyg: Oxford. 4:469-95. 1994.

28.	Conferência Americana de Higiene Industrial Governamental. Valores-limite de limiar para substâncias químicas e agentes físicos índices de exposição biológica. ACGIH, Cincinnati. 2008.

29.	Bland T, Bland T, Journal B. Using the Bland-Altman method to measure agreement with repeated measures. Br J Anaesth. 99(3):309-11. 2007.

30.	Bland, J. Martin e Altman DG. Agreement between methods of measurement with multiple observations per individual. J Biopharm Stat. 17(4):571-82. 2007

31.	Bio FY, Sadhra S, Jackson C, Burge PS. Respirable dust exposure in underground gold. p.12-8 2001.

32.	Rappaport SM, Weaver M TD et al. Application of mixed models to assess exposures monitored by construction workers during hot processes. Ann Occup Hyg. 43:457-699. 1999.

33.	Weaver MA, Kupper LL TD et al. Avaliação simultânea de exposições profissionais de múltiplos grupos de trabalhadores. Ann Occup Hyg; Ann Occup Hyg. 45:525-42. 2001.

34.	Gottesfeld P, Nicas M, Kephart JW et al. Reduction of Respirable Silica Following the Introduction of Water Spray Applications in Indian Stone Crusher Mills. INT J OCCUP Env Heal. 14(415):94-103. 2008;

35.	Ulvestad B, Bakke B, Eduard W et al. A exposição cumulativa a poeiras provoca um declínio acelerado da função pulmonar em trabalhadores de túneis. Occup Environ Med. 58(10):663-9. 2001.

36.	AN Nwibo, EI Ugwuja, NO Nwambeke et al. Problemas pulmonares entre os trabalhadores das pedreiras da zona industrial de trituração de pedra em Umuoghara. Int J Occup Environ Med. 3(4):178-85. 2012.

37.	Aghilinejad M, Jamamati MR, Farshad AA. Prevalência de silicose entre os trabalhadores de fábricas de produção de pó de sílica e de pedra de corte. Tanaffos. 5(3):31-6. 2006;

38.	Ahmad A. Socio-economic and health status of sandstone miners: a case study of Sorya village, Karauli, Rajasthan. Int J Res Med Sci. 3(5):1159. 2015

39.	Hnizdo E, Baskind E, Sluis-Cremer GK. Efeito combinado da exposição à poeira de sílica e do tabagismo na prevalência de problemas respiratórios entre os mineiros de ouro. Scand J Work Env Heal. 16(6):411-22. 1990.

40.	Cowie RL, Mabena SK. Silicose, limitação crónica do fluxo de ar e bronquite crónica em mineiros de ouro sul-africanos. Am Rev Respir Dis. 143(1):80-4. 1991.

41. Ben Abdallah FC, Taktak S, Chtourou A. Burden of Chronic Respiratory Diseases (CRD) in Middle East and North Africa (MENA). World Allergy Organ J. 4(1Suppl):S6-8. 2011.

42. Ross MH, Murray J. Occupational respiratory disease in mining (Doença respiratória ocupacional nas minas). Medicina do Trabalho. p. 304-10. 2004.

43. Hnizdo E. Health risks among white South African goldminers--dust, smoking and chronic obstructive pulmonary disease. South African Med J. 81(10):512-7. 1992.

APÊNDICES

Apêndice i: Questionários em versão inglesa

<u>Universidade Muhimbili de Saúde e Ciências Afins Escola de</u>

<u>Public Health and Social Sciences P.O.Box 65015, Dar es Salaam,</u>

<u>Tanzânia, Telefone: +255-22-2153371, E-mail: dsphss@muhas.ac.tz</u>

Data da entrevista Número dos questionários...

Nome do entrevistador................................

Por favor, coloque um sinal de visto (√) à frente do número correto da pergunta para indicar o número e escreva um número correto, por exemplo, a idade colocada em anos.

A. SOCIODEMOGRÁFICO

1. Sexo (por observação)

0 = homem

1   = feminino

2. Idade ....anos

3. Estado civil

1   = Único

2   = Casado

3   = Coabitação

4   = Separado

5   = Viúva

4. Nível de educação

1 = Sem educação

2 = Escola primária

3 = Escola secundária

4 =Ensino técnico

5 = Diploma

5. Quando é que começou a trabalhar? .. anos.

6. Há quanto tempo trabalha neste emprego? anos.

7. Quantas horas de trabalho por dia? ....horas.

8. Quantas horas de trabalho por semana? .... horas.

9. Qual é o seu tempo de trabalho? .... a............................ horas.

B. Questionário respiratório

Questionário baseado no MRC (UK) Respiratory Questionnaire 1986, que foi amplamente validado. Este questionário destina-se a ser preenchido por um entrevistador e não pelo doente. Foram acrescentadas perguntas adicionais para abranger aspectos clínicos da hiper-reatividade brônquica, validadas pelo Department of Occupational and Environmental Medicine, National Lung Institute[1] A British Occupational Health Research Foundation (BOHRF)[2] concluiu que, no contexto clínico, os questionários que identificam sintomas de pieira e/ou falta de ar que melhoram nos dias de ausência do trabalho ou nas férias têm uma sensibilidade elevada, mas uma especificidade relativamente baixa para a asma profissional.

Preâmbulo

Vou fazer algumas perguntas, principalmente sobre o seu peito. Gostaria que respondesse **Sim** ou **Não** sempre que possível.

Se o indivíduo for incapaz de andar devido a qualquer outra condição que não seja uma doença cardíaca ou pulmonar, inicie o questionário na **pergunta 15** e assinale a caixa adjacente □

Falta de ar e respiração ofegante

Durante o último mês:

10. Sente falta de ar quando se apressa em terreno plano ou quando sobe uma pequena colina? 1 Sim □ 0 Não ☒

Se sim a 10:

11. Sente falta de ar ao caminhar com outras pessoas da sua idade em terreno plano? 1 Sim □ 0 Não ☒

Se sim a 11:

[1] Venables KM, Farrer N, Sharp L et al. *Respiratory symptoms questionnaire for asthma epidemiology: validity and reproducibility (Questionário de sintomas respiratórios para a epidemiologia da asma: validade e reprodutibilidade).* Thorax 1993; 48: 214-219.
[2] A Fundação Britânica de Investigação em Saúde Ocupacional (BOHRF)[2] Diretrizes para a prevenção, identificação e gestão da asma ocupacional: Revisão de evidências e recomendações. Londres 2004 www.bohrf.org.uk

12. Tem de parar para respirar quando caminha ao seu próprio ritmo em terreno plano? 1 Sim ☐ 0 Não ☒

13. Se correr ou subir escadas rapidamente, alguma vez

a. tosse?   1 Sim ☐0 Não ☐☐b. pieira?   1Sim ☐ 0 Não ☐☐c. sentir aperto no peito?   1 Sim ☐ 0 Não ☒

14. O teu sono é sempre interrompido?

a. por pieira?   1 Sim ☐ 0 Não ☐☐b. dificuldade em respirar?   1Sim ☐ 0 Não ☐☐**15.** Costuma acordar de manhã (ou do seu sono, se trabalhar por turnos)

a. com pieira?   1 Sim ☐0 Não ☐☐b. dificuldade em respirar?   1 Sim ☐ 0 Não ☐☐**16.** Costuma ter pieira?

a. se estiver numa sala com fumo? 1 Sim ☐☐0 Não ☐☐b. se estiver num local com muito pó? 1 Sim ☐☐0 Não ☒

Se sim à Q14, Q15, Q16:

17. Os seus sintomas melhoraram

a. aos fins-de-semana (ou equivalente se trabalhar por turnos)? 1 Sim ☐☐0 Não ☐☐b. quando está de férias? 1 Sim ☐☐0 Não ☐☐If **Sim** à **pergunta 17**, registe os pormenores de qualquer exposição profissional a riscos respiratórios, por exemplo, isocianatos, pó de madeira, sala de panelas de alumínio.

Tosse

18. Costuma ter tosse logo de manhã no inverno?

1 Sim ☐☐0 Não ☒

19. Costuma tossir durante o dia - ou à noite - no inverno? 1Sim ☐☐0 Não ☒

Se sim à Q19. ou Q20. :

20. Tem esta tosse na maior parte dos dias, durante três meses por ano? 1 Sim ☐☐0 Não ☒

Fleuma

21. Costuma expelir catarro do seu peito logo de manhã no inverno?   1 Sim ☐ 0 Não ☒

22. Costuma expelir algum catarro do peito durante o dia - ou à noite - no inverno?   1 Sim ☐ 0 Não ☒

Se sim à Q21. ou Q22 :

23. Tem catarro como este na maioria dos dias, durante três meses por ano?   1 Sim ☒   0 Não ☒

Períodos de tosse e catarro

24. Nos últimos três anos, teve um período de tosse (aumentada) e catarro que durou três semanas ou mais?   1 Sim ☐ 0 Não ☒

Se sim à Q24 :

25. Teve mais do que um episódio deste género?   1 Sim ☒   0 Não ☒

Doenças do peito

26. Durante os últimos três anos, teve alguma doença no peito que o tenha impedido de realizar as suas actividades habituais durante uma semana?   1 Sim ☐ 0 Não ☒

Se sim à Q26. :

27. Em qualquer uma destas doenças, o seu catarro era mais abundante do que o habitual?   1 Sim ☒   0 Não ☒

Se sim à Q 27 :

28. Teve mais do que uma doença como esta nos últimos três anos?   1 Sim ☒   0.Não ☒

Doenças passadas

29. Alguma vez teve, ou foi-lhe dito que teve:

a. Uma lesão ou operação que afecte o seu peito?   1 Sim ☐ 0Não ☐☐b. Problemas cardíacos? 1 Sim ☐ 0 Não ☐☐c. Bronquite?   1 Sim ☐ 0 Não ☐☐d. Pneumonia 1 Sim ☐ 0 Não ☐☐e. Pleurisia? 1 Sim ☐ 0 Não ☐☐f. Asma?   1 Sim ☐ 0 Não ☐☐g. Outro problema no peito?   1 Sim ☐ 0 Não ☐☐h. Febre do feno?   1 Sim ☐ 0 Não ☐☐I. Tuberculose 1 Sim 0 Não

Tabagismo

30. Fuma?   1 Sim ☐ 0 Não ☒

Em caso de resposta negativa à Q 30 :

Q31. Alguma vez fumou um cigarro por dia durante um ano? 1 Sim ☐ 0 Não ☒

o à **pergunta 30 ou 31**, omitir as restantes perguntas sobre o tabagismo.

32. Que idade tinha quando começou a fumar regularmente?   _______________

33a. Fuma (fumou) cigarros manufacturados?   1 Sim ☐ 0 Não ☒

Se sim a

Q33a :

Quantos cigarros fuma (fumava) por dia?   ________________

Q33b. durante a semana?   ________________

Q33c. aos fins-de-semana?   ________________

34. Fuma outras formas de tabaco? 1 Sim ☐ 0 Não ☒

Se sim a

Q34 : Registar os pormenores em Notas adicionais

Para ex-fumadores

Q35. Quando é que deixou de fumar? Mês ______Ano ________

Notas adicionais

C. <u>HISTÓRIA PROFISSIONAL</u>

<u>S/N</u>	<u>Perguntas</u>	<u>Codificação</u> <u>Classificação</u>	<u>Resposta</u>
36	Já trabalhou em algum outro emprego poeirento para além da exploração mineira?	0 = Não 1 = Sim	
37	Especificar o trabalho indústria/área.....................................		
38	Durante quanto tempo? anos		
39	Qual é o nível percetível de poeira a que foi exposto nesse trabalho?	Suave = 1 Moderado = 2 Grave= 3	
40	Alguma vez esteve exposto a gases ou fumos químicos em qualquer outro trabalho?	0 = Não 1 = Sim	

D. <u>UTILIZAÇÃO E DISPONIBILIDADE DE PPE</u>

Não.	Tipo	Disponibilidade de EPIs.		
		Resposta		
		Sim= 1	Não = 0	Explicação
41.(a)	Tem um respirador?			
Não.	Tipo	Utilização de EPIs durante o trabalho.		
		Resposta		
		Sim= 1	Não = 0	Explicação
41 (b)	Usa um respirador durante o trabalho?			

Apêndice ii: Questionários Versão Swahili

Universidade Muhimbili de Saúde e Ciências Afins Escola de

PUBLIC HEALTH AND SOCIAL SCIENCES P.O.BOX 65015, DAR ES SALAAM, TANZÂNIA, Telefone: +255-22-2153371, E-mail: dsphss@muhas.ac.tz

MASWALI YA UTAFITI KWA WACHIMABAJI WADOGOWADOGO WA DHAHABU

Tarehe ya usaili Nambariya .... dodoso

Jina la mhoji maswali......................................

Weka alama ya vema mbele ya jibu sahihi, na andika numbari/jibu kwenye nafasi husika.

SEHEMu A: uTAMBuLiSHo

1. Jinsia:

0 = Mume

1 = Mke

2. Umri ....miaka

3. Hali ya ndoa

1 = Sijaoa/ olewa

2 = Nimeoa/olewa

3 = Naishi na mwenza bila ndoa

51

4= imetengana/achana

5= Mjane

4. Kiwango cha elimu uliyonayo

1 = Sijasoma

2 = Elimu ya msingi

3= Elimu ya sekondari

4= Elimu ya ufundi

5= Diploma

5. Ulianza kazi lini? Taja mwaka ....

6. Una muda gani tangu uanze kufanya kazi hii? A minha mãe ....

7. Unafanya kazi hii kwa masaa mangapi kwa siku? Mais de uma vez.........

8. Unafanya kazi hii siku ngapi kwa wiki? Taja idadi ya sikusiku ....

9. Unafanya kazi kuanzia saa ngapi mpaka saa ngapi? Taja muda unaoanza kazi na kumaliza kazi-saa........ .

je umefanya muda gani kwa hii shiftimiaka ....

SEHEMU B: KUSHINDWA KUPUA NA KUTOA SAUTI NYEMBAMBA WAKATI WA KUPUMUA KATIKA MWEZI MMOJA ULIOPITA

10	Je unapata shida ya kupumua wakati wa kutembea kwa haraka kwenye aridhi tambarere au au unapopanda kilima kifupi?	1 NDIO	0 HAPANA

kama jibu ni ndio kwa swali namba 10

11	Je unapata shida ya kushindwa kupumua wakati unapotembea na watu wengine wa umri wako kwenye ardhi tambarare?	1 NDIO	0 HAPANA

Kama ndio kwa swali la 10 na 11

12	Je inakubidi usimame ili upumue wakati unapotembea katika mwendo wako katika ardhi tambarare?	1 NDIO	0 HAPANA

13. Kama ukikimbia au kupanda ngazi kwa haraka je huwa unatokezewa na yafuatayo:?

	1 NDIO	0 HAPANA
a)kukohoa		
b)kutokwa na kisauti chembamba wakati wa kupumua		
c)unahisi kubanwa kifua		

14.Je usingizi wako huwa unakatishwa na

	1 NDIO	0 HAPANA
a) kutoa sauti ya mkwaruza wakati wa kupumua		
b) kushindwa kupumua vizuri		

15. Je huwa ukiamka asubuhi (au kutoka usingizini kama ni mfanyakazi na shift)

	NDIO	HAPANA
a) kutoa sauti ya mkwaruza wakati wa kupumua		
b) kushindwa kupumua vizuri		

16. Je huwa una toa sauti ya mkwaruzo wakati wa kupumua (pieira)

	1 NDIO	0 HAPANA
a)kama uko kwenye chumba cha moshi		
b)kama uko kwenye vumbi sana		

Kama jibu ni ndio kwa swali la 14,15,&16

17. Je dalili za matatizo ya mfumo wa upumuaji hupungua

	1 NDIO	0 HAPANA
a) wakati wa wikiendi (wakati wa mapumziko kama ni mfanyakazi na shift)		
b)wakati upo likizo		

Kama jibu ni NDIO kwa swali la 17 tafadhali rekodi taarifa kuhusu uwepo na visababishi vya matatizo ya mfumo wa upumuaji mahala pa kazi mfano isocyanites, vumbi la mbao, vumbi la aluminium na kadhalika.

KIKOHOZI 18. Je huwa uamkapo tu asubuhi unakohoa wakati wa msimu wa baridi

1. NDIO ☐ 0.HAPANA LI

19 Je huwa unakohoa kipindi cha mchana au usiku wakati na msimu wa baridi

1. NDIO □ 0.HAPANA □

Kama jibu ni ndio kwa swali la 18 au 19.

20.	je huwa unakohoa kama hivi karibu siku zote kwa muda karibu miezi mitatu kila mwaka	NDIO	HAPANA

MAKOHOZI

21.	Je huwa unatoa makohozi mara tu uamkapo asubuhi kipindi cha msimu na baridi	1 NDIO	0 HAPANA
22	Je huwa unatoa makohozi yoyote wakati wa mchana au usiku kipindi cha msimu wa baridi	1 NDIO	0 HAPANA

Kama jibu ni ndio kwa swali la 21 & 22

23.	Je huwa unatoa makohozi karibu siku zote kwa muda na karibu miezi mitatu kila mwaka	1 NDIO	0 HAPANA

VIPINDI VYA KIKOHOZI NA KUTOA MAKOHOZI

24.	Katika kipindi cha miezi mitatu iliyopita. Umewahi kupata kipindi cha kuongezeka kukohoa na kutoa makohozi vilivyodumu kwa siku tatu au zaidi.	1 NDIO	0 HAPANA

kama jibu ni ndio kwa swali la 24

25.	je umeshawahi kupata hali hiyo kwa zaidi ya mara moja	1 NDIO	0 HAPANA

MAUMIVU YA KIFUA

26.	Katika kipindi cha miaka mitatu iliyopita je umewahi kupata kuumwa kifua ambacho kilikufanya usiende kwenye shughuli zako za kawaida kwa muda karibu na wiki? Kama Ndio endelea 27	1 NDIO	0 HAPANA
27	je uliwahi kupata kutoa makohozi zaidi ya kawaida katika kipindi chochote cha kuumwa kwako?		
28.	Je uliwahi kumwa zaidi ya mara moja katika kipindi cha miaka mitatu?		

TAARIFA YA MAGONJWA YA MFUMO WA UPUMUAJI

29.	Je umewahi kumwa au kuambiwa kuwa unaumwa magonjwa kati ya haya	1 NDIO	0 HAPANA
	a)ajali au upasuaji unaoathili kifua chako		
	b)matatizo ya moyo		
	c)bronquite		
	d)pneumonia		
	e)Pleurisia		
	f)Pumu		
	g)Matatizo mengine ya kifua		
	h)febre dos fenos		
	i)Kifua kikuu		

UVUTAJI SIGARA

Na	SWALI	NDIO	HAPANA
30	Je wewe unavuta sigara		

Kama Hapana kwa swali 30 au 31. Usijibu maswali juu ya uvutaji wa Sigara

31. Je umewahi kuvuta sigara angalau moja kwa siku au kipindi cha angalau mwaka mmoja

1 NDIO □ 0 HAPANA □

32. Je ulikuwa na umri gani ulipoanza kuvuata singara ....

33(a) Je ulikuwa unavuta sigara za kiwandani

1 NDIO	0 HAPANA

Kama jibu la 33(a) ni ndio je huwa unavuta sigara ngapi kwa siku? ....

33(b) siku za kazi?   ....

33(c) siku za wikiendi?   ....

34.	Je unavuta aina nyingi ya tumbaku?	1 NDIO	0 HAPANA

Kama jibu ni ndio la swali la 34

Jaza maelezo kwenye kisanduku kifuatacho

35. Je ni lini ulicha sigara kabisa .... mwezimwaka.....

C. HISTORIA YA KAZI ULIZOKWISHA FANYA AWALI.

S/N	Swali	Chaguo	Jibu
36	Je ulishafanya kazi nyingine zenye mazingira ya vumbi mbali na uchimbaji wa dhahabu	0 = Hapana 1 = Ndio	
37	Taja kazi na mahali ulipokuwa unafanya kazi hiyo. Kazi Mahali..		
38	Taja miaka uliyofanya kazi hiyo		
39	Je unahisi vumbi lilikuwa kiasi gani? Chagua jibu	Kidogo = 1 Wastani = 2 Jingi = 3	
40	Je ulishawahi kufanya kazi katika mazingira ya uzalishaji gesi au kemikali yoyote inayotoa harufu? Chagua jibu.	Ndio = 1 Hapana = 0	

D: MATUMIZI NA UPATIKANAJI WA VIFAA VYA KINGA BINAFSI KWA WIKI

Na	Jina la Kifaa vya kinga binafsi	Upatikanaji wa Vifaa vya kinga binafsi kwenye ofisi yako.		
		JIBU		
		NDIO = 1	HAPANA = 0	MAELEZO
41 a	Kipumulio			

Na	Jina la Kifaa vya kinga binafsi	Matumizi ya Vifaa vya kinga binafsi kwenye ofisi yako.		
		JIBU		
		NDIO = 1	HAPANA = 0	MAELEZO
41 b	Kipumulio			

Apêndice iii: Formulário de consentimento Versão inglesa

INVESTIGAÇÃO E PUBLICAÇÕES

CONSENTIMENTO INFORMADO

ID-NO

Título da investigação: Risco de doenças respiratórias entre os mineiros de ouro de pequena escala na Tanzânia.

Investigador principal: Philemon Msangi.

Nome da instituição e endereço:

uNiVERSiDADE MuNiBiLiAR DE SAúDE E CiênCiAS ALiENADAS.

P.O.BOX, 65001, DAR ES SALAAM, TANZANiA.

introdução

Este formulário de consentimento contém informações sobre a investigação acima referida. Para termos a certeza de que está informado sobre a sua participação nesta investigação, pedimos-lhe que leia (ou que lhe seja lido) este formulário de consentimento. Ser-lhe-á também pedido que o assine (ou que o assine perante uma testemunha). Dar-lhe-emos uma cópia deste formulário. Este formulário de consentimento pode conter algumas palavras que não lhe são familiares. Pedimos-lhe que nos explique tudo o que não compreender.

Razão da investigação

O objetivo da investigação é avaliar o risco de doenças respiratórias entre os mineiros de ouro de pequena escala na Tanzânia.

O que implica a participação

se concordar em participar neste estudo, ocorrerá o seguinte

1. Sentar-se-á com um investigador treinado e responderá a perguntas sobre os sintomas de saúde respiratória e a utilização de EPI, perguntas essas que só devem ser respondidas por mineiros.

2. O questionário é preenchido em cerca de 20 minutos.

Confidencialidade Asseguramos-lhe que todas as informações recolhidas serão mantidas confidenciais, mesmo que a sua entidade patronal não possa avaliar as suas informações. Apenas as pessoas que trabalham nesta investigação terão acesso às informações. Iremos compilar um relatório, que conterá as respostas de vários participantes sem qualquer referência a indivíduos.

Não colocaremos o seu nome/nome do grupo ou outras informações de identificação nos registos das informações que nos fornecer.

Riscos

Ser-lhe-ão feitas perguntas sobre o historial de doenças respiratórias anteriores, o seu estatuto socioeconómico (nível de escolaridade, rendimento individual), o historial profissional e algumas perguntas poderão fazê-lo sentir-se desconfortável. Pode recusar-se a responder a qualquer pergunta em particular e pode deixar de participar em qualquer altura.

Direito de retratação e alternativas

A participação neste estudo é da sua inteira escolha. Se optar por não participar no estudo ou se decidir deixar de participar no estudo, não sofrerá qualquer dano. Pode deixar de participar neste estudo em qualquer altura, mesmo que já tenha dado o seu consentimento. A recusa em participar ou a desistência do estudo não implicará qualquer penalização ou perda de quaisquer benefícios a que tenha direito.

Benefícios

As informações fornecidas ajudarão a sensibilizar e a avaliar o risco de doenças respiratórias entre os mineiros de ouro em pequena escala na Tanzânia. Além disso, as informações ajudarão a conhecer a importância da utilização de EPIs durante as operações mineiras.

Em caso de ferimento

Não prevemos que ocorra qualquer dano para si ou para a sua família em resultado da participação neste estudo.

Os seus direitos enquanto Participante

Esta investigação foi revista e aprovada pelo Comité de Revisão Institucional (IRB) local da Universidade Muhimbili de Saúde e Ciências Aliadas. Um IRB é um comité que analisa estudos de investigação para ajudar a proteger os participantes. Se tiver alguma dúvida sobre os seus direitos como participante na investigação, pode contactar o Investigador Principal, Philemon Msangi da Universidade de Saúde e Ciências Afins (MUHAS), P.O. Box 65001, Dar es Salaam (Número de telefone: 0788720721). Mainen J. Moshio ,Presidente do Comité de Investigação e Publicações, P. O. Box 65001, Dar es Salaam. Tel: 2150302-6 e Dr. Simon H. Mamuya - supervisor desta investigação (Número de telefone: 0787-721377).

Acordo de participação

O documento acima, que descreve os benefícios, os riscos e os procedimentos da investigação intitulada (risco de doenças respiratórias nos mineiros de ouro de pequena escala na Tanzânia), foi-me lido e explicado. Foi-me dada a oportunidade de ver respondidas, de forma satisfatória, quaisquer perguntas sobre o estudo. Concordo em participar.

DataAssinatura .... do participante.................................

Se o participante não puder ler o formulário sozinho, uma testemunha deve assinar aqui: Eu estava presente quando os benefícios, riscos e procedimentos foram lidos para o voluntário. Todas as perguntas foram respondidas e o participante concordou em participar na investigação.

DataAssinatura da testemunhaAfirmo .... que a

a natureza e o objetivo, os potenciais benefícios e os possíveis riscos associados à participação nesta investigação foram explicados à pessoa em causa.

Data assinatura do assistente de investigação ....

Apêndice iv: Consentimento informado Versão em Kiswahili

(Fomu ya makubaliano kwa lugha ya Kiswahili)

CHUO KIKUU CHA AFYA NA SAYANSI SHIRIKISHI - MUHIMBILI, KURUGENZI YA UTAFITI NA MACHAPISHO

FOMU YA RIDHAA.

Nambari ya utambulisho

Jina la Utafiti: Hatari ya magonjwa ya mfumo wa upumuaji yatokanayo na madhara ya vumbi la mgodini kwa wachimbaji wadogowadogo wa dhahabu Tanzania.

Jina la mtafiti: philemon Msangi

Jina la taasisi na anwani yake: CHUO KIKUU CHA AFYA NA SAYANSI SHIRIKISHI - MUHIMBILI, S.L.p 65001, DAR ES SALAAM, TANZÂNIA

Utangulizi

Fomu hii ina habari kuhusu jina la utafiti lililotajwa hapo awali. Ili uweze kujua habari muhimu zinazohusu huu utafiti na kushiriki inakubidi uisome hii fomu kwa makini na kuielewa kabla ya kuisaini. Utaisaini mbele ya mdhamini na kupewa nakala yako. Hii fomu inaweze kuwa na maneno magumu au hujayafahamu vyema tuulize ili upate maelezo ya kujitosheleza kabla ya kuisaini.

Madhumuni ya Utafiti

Utafiti huu una lengo la kutoa taarifa juu ya hatari ya magonjwa ya mfumo wa upumuaji yatokanayo na madhara ya vumbi la mgodini kwa wachimbaji wadogowadogo wa dhahabu Tanzania.

Ushiriki.

Ukikubali kushiriki katika utafiti huu yafuatayo yatatokea:

1.   Utakaa na mratibu utafiti na kukuelekeza kujibu maswali yahusuyo dalili za magonjwa ya mfumo wa upimuaji pamoja na matumizi ya vifaa vya kujinga ambayo yatajibiwa na wafanyakazi wa mgodi Mratibu msaidizi atakua atanukuu majibu yako katika dodoso au wewe mwenyewe unaweza kujaza majibu kwenye dodoso iwapo unajua kuandika.

2.   Utajibu maswali kwa takriban dakika 20.

Usiri

Unahakikishiwa kwamba taarifa zote zitakazokusanywa kutoka kwako zitakua ni siri, hata mwajiri wako hataonyeshwa wala kuhusishwa kwenye taarifa za utafiti, ni watu wanaofanya kazi katika utafiti huu tu ndio wanaweza kuziona taarifa hizi. Hatutaweka jina lako/ jina la kikundi au taarifa yoyote ya utambulisho kwenye kumbukumbu za taarifa utakazotupa.

Madhara

Utaulizwa maswali yahusuyo historia yako wewe mwenyewe kuhusu dalili za magonjwa ya kifua, kipato chako, kiwango cha elimu, historia ya kazi nyinginezo ulizokwisha fanya kabla ya kuajiriwa kwenye migodi. Baadhi ya maswali au vipimo yanaweza kukufanya usijiskie vizuri. Unaweza kukataa kujibu swali lolote na unaweza kusimamisha usaili wakati wowote.

Haki ya kujitoa kwenye utafiti

Kushiriki katika utafiti huu ni uchaguzi wako, kama utachagua kutokushiriki au utaamua kusimamisha kushiriki hutapata madhara yoyote. Unaweza kusimamisha kushiriki katika tafiti huu muda wowote hata kama ulisharidhia kushiriki. Kukataa kushiriki au kujitoa katika utafiti hakutasababisha adhabu yoyote.

Faida

Taarifa utakayotupatia itasaidia kuelewa na kujua ukubwa wa tatizo la hatari ya magonjwa ya mfumo wa upumuaji yatokanayo na madhara ya vumbi la mgodini, pia itatusaidia kujua ni kwa kiasi gani uvaaji wa vifaa vyakinga binafsi unavyoweza kupunguza madhara yatokanayo na kazi ya uchimbaji wa dhahabu kwenye migodi midogomidogo.

Endapo Utadhurika

Hatutegemei madhara yoyote kutokea kwako au ndani ya familia yako kutokana na kushiriki kwako katika utafiti huu.

Haki zako za kushiriki

Utafiti huu ulishapitiwa na kukubaliwa na bodi ya ndani ya mapitisho ya chuo kikuu cha Muhimbili. Lengo ni kulinda haki za mshiriki, iwapo una maswali kuhusu haki zako za ushiriki katika utafiti huu unaweza kuwasiliana na mratibu mkuu wa utafiti, Chuo Kikuu cha Muhimbili, S.L. P 65001, Dar es Salaam (Simu. Numbari 0655-646934 au 0787-646934), Mainen J. Moshio, ambaye ni Mwenyekiti wa kamati ya chuo ya utafiti na machapisho, S.L.P 65001, Dar es Salaam. Simu nambari: 2150302-6 na Dr. Simon H. Mamuya ambaye ni msimamizi wa utafiti huu (Simu nambari 0787- 721377).

Mshiriki kuridhia kushiriki utafiti

Hii fomu imeelezea faida, madhara na taratibu zote kuhusu huu utafiti nimesomewa na kuelezewa vya kutosha. Hivyo nimeekubali kushiriki kwa ridhaa yangu mwenyewe.

TareheSahihi .... ya mshiriki ....

Iwapo mshirirki hajui kusoma hii fomu na kuielewa mwenyewe, hivyo basi mdhamini ataisaini kwa niaba yake. Na atahitajika kuwepo wakati mshiriki anasomewa faida, madhara na taratibu za utafiti. Maswali yote yatajibiwa na hivyo kumtaka mshirirki kukubali kwa ridhaa yake kushirirki kwenye utafiti mbele ya mdamini.

TareheSahihi .... ya mdamini ....

Ninathibitisha uhalisi na umuhimu, faida muhimu, madhara yanayoweza kutokea kutokana nakushirikiki kwenye huu utafiti yameelezewa vya kutosha kwa washirirki wote.

Tarehe Sahihiya mratibu utafiti msaidizi

Apêndice v: Formulário de amostragem de poeiras respiráveis

Date   Weather conditions.................................... Temp Rain Wind

IDNO	Sample IDNo	Pump No	Job Description	Start time	Flow rate	Time	Flow rate	End time	Flow rate	Vol. sampled	Sampling time

IDNO	Job Description

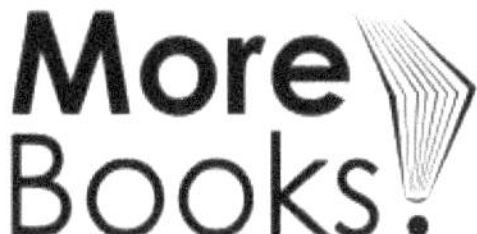

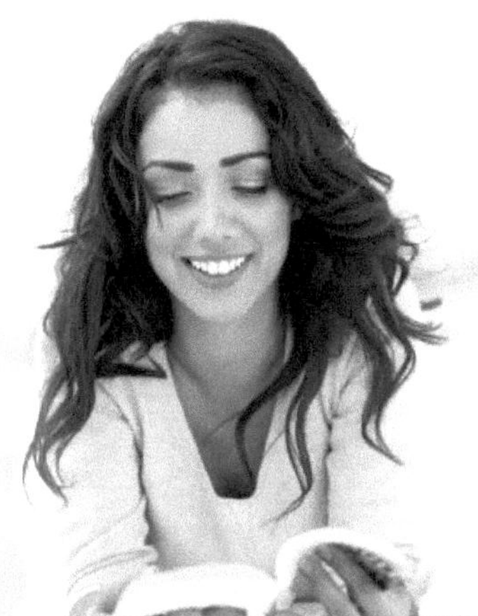

I want morebooks!

Buy your books fast and straightforward online - at one of world's fastest growing online book stores! Environmentally sound due to Print-on-Demand technologies.

Buy your books online at
www.morebooks.shop

Compre os seus livros mais rápido e diretamente na internet, em uma das livrarias on-line com o maior crescimento no mundo! Produção que protege o meio ambiente através das tecnologias de impressão sob demanda.

Compre os seus livros on-line em
www.morebooks.shop

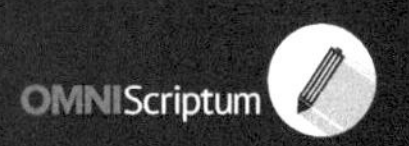

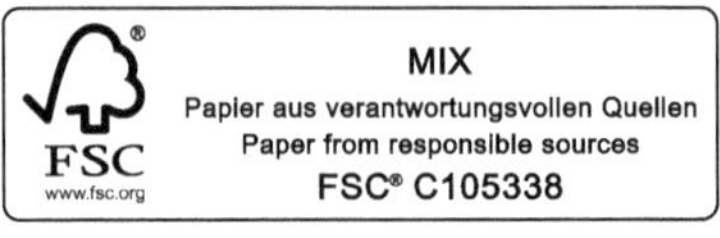

Printed by Books on Demand GmbH, Norderstedt / Germany